Série Atenção Primária à Saúde do Hospital Sírio-Libanês
Urgências e Emergências na Atenção Primária
Atendimento Pré-Hospitalar

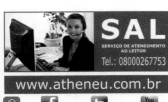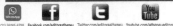

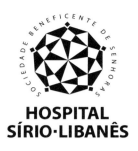

Série Atenção Primária à Saúde do Hospital Sírio-Libanês

Urgências e Emergências na Atenção Primária
Atendimento Pré-Hospitalar

Editores do Volume
**Renato Walch | Tatiana Milla Mandia
José Benedito Ramos Valladão Júnior**

Organizador da Série
José Benedito Ramos Valladão Júnior

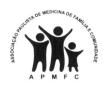
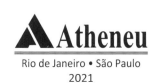

Rio de Janeiro • São Paulo
2021

| EDITORA ATHENEU | São Paulo — Rua Maria Paula, 123 – 13° andar
Conjuntos 133 e 134
Tel.: (11) 2858-8750
E-mail: atheneu@atheneu.com.br

Rio de Janeiro — Rua Bambina, 74 – Lojas A e B
Tel.: (21) 3094-1295
E-mail: atheneu@atheneu.com.br |

CAPA: Equipe Atheneu
PRODUÇÃO EDITORIAL: MWS Design

CIP-BRASIL. CATALOGAÇÃO NA PUBLICAÇÃO
SINDICATO NACIONAL DOS EDITORES DE LIVROS, RJ

U71

Urgências e emergências na atenção primária : atendimento pré-hospitalar / editores do volume Renato Walch, Tatiana Milla Mandia, José Benedito Ramos Valladão Júnior ; organizador da série José Benedito Ramos Valladão Júnior. - 1. ed. - Rio de Janeiro : Atheneu, 2021.
     266 p. : il. ; 23 cm. (Atenção primária à saúde do Hospital Sírio-Libanês)

Inclui bibliografia e índice
ISBN 978-65-5586-152-5

     1. Primeiros socorros. 2. Emergências médicas. 3. Medicina da família. I. Walch, Renato. II. Mandia, Tatiana Milla. III. Valladão Júnior, José Benedito Ramos. IV. Série.

21-69758   CDD: 616.0252
                            CDU: 616-083.98

Camila Donis Hartmann - Bibliotecária - CRB-7/6472
08/03/2021   09/03/2021

WALCH R.; MANDIA T.M.; VALLADÃO JÚNIOR J.B.R.
Urgências e Emergências na Atenção Primária – Atendimento Pré-Hospitalar – Série Atenção Primária à Saúde do Hospital Sírio-Libanês

© *Direitos reservados à EDITORA ATHENEU – Rio de Janeiro, São Paulo, 2021.*

Editores do Volume

Renato Walch

Médico de Família e Comunidade do Hospital das Clínicas da Faculdade de Medicina da Universidade de São Paulo – HCFMUSP. Especialização em Dor pelo HCFMUSP. Médico Emergencista e do Corpo Clínico do Hospital Sírio Libanês – HSL. Médico Emergencista e do Corpo Clínico do Hospital Vila Nova Star. Instrutor do Curso de Suporte Avançado de Vida em Cardiologia (ACLS) pela American Heart Association – AHA. Autor do livro *Medicina de Família e Comunidade – Fundamentos e Prática* (Editora Atheneu). Presidente da Associação Paulista de Medicina de Família e Comunidade – APMFC), gestão 2016-2018. Presidente e Organizador do I Congresso Sudeste de Medicina de Família e Comunidade (Memorial da América Latina – SP), 2018.

Tatiana Milla Mandia

Especialista em Medicina de Família e Comunidade pela Faculdade de Medicina da Universidade de São Paulo – FMUSP. Graduação em Medicina pela Faculdade de Ciências Médicas da Santa Casa de São Paulo – FCMSCSP. Médica do Corpo Clínico do Hospital Sírio Libanês – HSL. Médica de Ensino e Pesquisa da disciplina de Atenção Primária à Saúde da Graduação de Medicina da USP.

José Benedito Ramos Valladão Júnior

Doutor em Ciências Médicas pela Faculdade de Medicina da Universidade de São Paulo – FMUSP. Especialista em Medicina de Família e Comunidade com formação de Graduação e Residência Médica pela FMUSP. Coordenador de Pós-Graduação em Atenção Primária à Saúde e em Medicina de Família e Comunidade do Hospital Sírio-Libanês – HSL. Médico do Corpo Clínico do HSL. Coordenador Médico da Teladoc Health Brazilian Office. Executivo de Honra da Academia Europeia da Alta Gestão.

Colaboradores

Aline de Souza Oliveira

Médica de Família e Comunidade com Residência Médica pela Faculdade de Medicina da Universidade de São Paulo – FMUSP. Mestranda em Medicina de Família pela University of Western Ontario – Canadá. Médica do Corpo Clínico do Hospital Sírio-Libanês – HSL.

Ana Beatriz Ulrich de Oliveira e Castro

Residência em Medicina de Família e Comunidade pelo Hospital Universitário Pedro Ernesto da Universidade do Estado do Rio de Janeiro – HUPE-UERJ. Preceptora do Programa de Residência de Medicina de Família e Comunidade da Secretaria Municipal de Saúde do Rio de Janeiro – SMS-RJ. Preceptora do Internato de Medicina da Faculdade da Universidade Estácio de Sá – Unesa. Médica de Família da Saúde Corporativa do Hospital Sírio-Libanês – HSL.

Beatriz Motta Sampaio

Médica do Corpo Clínico do Hospital Sírio-Libanês – HSL. Especialista em Medicina da Família e Comunidade pelo Hospital Israelita Albert Einstein – HIAE. Especialização em Acupuntura pela Associação Médica Brasileira de Acupuntura – AMBA. Graduação em Medicina pela Faculdade de Medicina de Botucatu da Universidade Estadual Paulista – FMB-Unesp.

Bruno Cesar Eloi de Freitas

Graduado em Medicina pela Universidade Federal do Mato Grosso – UFMT. Especialista em Medicina da Família e Comunidade pela Secretaria Municipal de Saúde do Rio de Janeiro – SMS-RJ. Médico de Família da Saúde Corporativa do Hospital Sírio-Libanês – HSL.

Deoclécio Avigo

Médico de Família e Comunidade. Doutor em Ciências Médicas pela Faculdade de Medicina da Universidade de São Paulo – FMUSP.

Filomena Mariko Amaro Takiguti

Especialista em Medicina da Família e Comunidade pela Faculdade de Medicina da Universidade de São Paulo – FMUSP. Graduação pela FMUSP.

Izaura Euzébio Coelho

Médica de Família e Comunidade. Preceptora de Residência Médica em Medicina de Família e Comunidade.

Juliana Vieira Esteves

Mestre em Farmacologia e Toxicologia pela Universidade de São Paulo – USP. Especialista em Medicina da Família e Comunidade pela Faculdade de Medicina do ABC – FMABC. Médica da Família no Hospital Sírio-Libanês – HSL. Graduada em Medicina pela FMABC. Graduada em Veterinária pela Faculdade de Medicina Veterinária e Zootecnia da Universidade de São Paulo – FMVZ-USP.

Lucas Bastos Marcondes Machado

Graduação em Medicina pela Universidade de São Paulo – USP. Residência Médica em Medicina de Família e Comunidade pela Faculdade de Medicina da Universidade de São Paulo – FMUSP. Tutor da Residência Médica em Medicina de Família e Comunidade da Universidade de São Paulo – USP.

Luciano Nader Araújo

Médico de Família e Comunidade. Graduado pela Universidade Federal do Espírito Santo – UFES. Residência pela Universidade de São Paulo – USP. Atua no Laboratório de Inovação do Hospital Sírio-Libanês – HSL, com Serviços de Telemedicina.

Marcela Mitie Missawa

Médica de Família e Comunidade na Saúde Corporativa do Hospital Sírio-Libanês – HSL. Médica de Família e Comunidade no Teladoc Health. Residência Médica em Medicina de Família e Comunidade pela Faculdade de Medicina da Universidade de São Paulo – FMUSP. Pós-Graduanda em Acupuntura pelo Center AO.

Mariana Duque Figueira

Médica de Família e Comunidade pela Universidade de São Paulo – USP. Médica da Telemedicina do Hospital Sírio-Libanês – HSL.

Mariana Villiger Silveira

Médica de Família e Comunidade, Integrante do Corpo Clínico do Coletivo Feminista Sexualidade e Saúde – CFSS.

Natalia Fernandes Coelho Francatto Boaventura

Especialista em Medicina de Família e Comunidade. Graduação pela Universidade Anhembi Morumbi – UAM. Pós-Graduação em Medicina da Família e Comunidade pelo Hospital Sírio-Libanês – HSL. Título de Especialista em Medicina de Família e Comunidade pela Sociedade Brasileira de Medicina de Família e Comunidade – SBMFC. Médica da Saúde Corporativa do HSL.

Natasha Paltrinieri Garcia

Graduação em Medicina pela Universidade de São Paulo – USP. Pós-Graduação em Medicina de Família pela Faculdade de Medicina da Universidade de São Paulo – FMUSP.

Nelson Alves da Silva Júnior

Especialista em Medicina de Família e Comunidade pela Secretaria Municipal de Saúde do Rio de Janeiro – SMS/RJ.

Olivia Ferreira Lucena

Graduação em Medicina pela Universidade Federal do Espírito Santo – UFES. Médica de Família e Comunidade pela UFES. Especialista em Preceptoria em Medicina da Família e Comunidade pela Universidade Aberta do Sistema Único de Saúde da Universidade Federal de Ciências da Saúde de Porto Alegre – UNA-SUS/UFCSPA. Atua na Saúde Corporativa do Hospital Sírio-Libanês – HSL.

Patrícia Roberta Berithe Pedrosa de Oliveira

Graduação em Medicina pela Universidade Estadual de Campinas – Unicamp. Residência Médica em Medicina de Família e Comunidade pela Unicamp. Mestrado em Ciências na área de Ensino em Saúde pela Faculdade de Ciências Médicas – FCM-Unicamp.

Raquel Lizi Miguel

Graduação em Medicina pela Faculdade de Ciências Médicas da Santa Casa de São Paulo – FCMSCSP. Residência Médica em Medicina de Família e Comunidade pela Universidade de São Paulo – USP. Curso de Especialização em Preceptoria em Medicina de Família e Comunidade pela Universidade Aberta do Sistema Único de Saúde da Universidade Federal de Ciências da Saúde de Porto Alegre – UNA-SUS/UFCSPA. Atua como Médica de Família no Hospital Sírio-Libanês – HSL.

Raquel Perea Villa Nova

Médica de Família e Comunidade pela Irmandade da Santa Casa de Misericórdia de São Paulo – ISCMSP. Professora Preceptora do 6º ano de Medicina da Faculdade de Ciências Médicas da Santa Casa de São Paulo – FCMSCSP. Médica de Saúde Corporativa do Hospital Sírio-Libanês – HSL.

Regina de Fátima Jesus Távora Junqueira Vilela

Especialista em Medicina de Família e Comunidade. Graduação pela Universidade Anhembi Morumbi – UAM. Pós-Graduação em Medicina da Família e Comunidade pelo Hospital Sírio-Libanês – HSL. Título de Especialista em Medicina de Família e Comunidade pela Sociedade Brasileira de Medicina de Família e Comunidade – SBMFC. Título de Pediatria pela Sociedade Brasileira de Pediatria – SBP. Médica da Saúde Corporativa do HSL.

Rodolfo Luciano Galeazzi

Médico de Família. Professor e Preceptor da Faculdade de Ciências Médicas da Santa Casa de São Paulo – FCMSCSP.

Rosiane Aparecida Turim Gomes Pinho

Médica do Corpo Clínico do Hospital Sírio-Libanês – HSL. Especialista em Medicina da Família e Comunidade pelo Hospital das Clínicas da Faculdade de Medicina de Ribeirão Preto da Universidade de São Paulo – HCFMRP-USP. Graduação em Medicina pela Universidade Federal de São Carlos – UFSCar-SP.

Stephan Sperling

Médico Especialista em Medicina de Família e Comunidade e Médico Sênior no Hospital Sírio-Libanês – HSL – para Telemedicina na Superintendência de Responsabilidade.

Tales Massato Shibata

Gerente Médico de Saúde Corporativa da GSC. Graduação em Medicina pela Faculdade de Ciências Médicas de Santos – FCMS. Residência Médica em Pediatria pela Faculdade de Medicina do ABC – FMABC. Especialização em Alergia e Imunologia Infantil pela Universidade Federal de São Paulo – Unifesp. Especialização em Medicina de Família e Comunidade pela Unifesp.

Apresentação da Série

A *Série Atenção Primária à Saúde do Hospital Sírio-Libanês*, em parceria com a conceituada editora médica Atheneu, foi criada como uma das celebrações a todo um projeto pioneiro e de referência em APS, construído e trilhado pelo Hospital Sírio-Libanês (HSL).

Fundamentados em nossa missão institucional de conviver e compartilhar, esse conjunto de realizações exitosas do HSL não apenas serviu como inspiração para que inúmeras outras instituições de saúde do país também desenvolverem projetos em APS, mas transbordou para importantes e históricas transformações do sistema de saúde em nosso país.

Esta Série, portanto, é uma iniciativa voltada a compartilharmos e disseminarmos, de modo estruturado e amplo, todo o conhecimento em APS acumulado e potencializarmos a atuação de excelência nesse campo de práticas em saúde.

A importância basilar da APS para os sistemas de saúde deve ser hoje mais do que indiscutível. Devemos obstinadamente atuar para a construção de uma APS forte em todo o território brasileiro, entregando cuidado real e efetivo às pessoas e propiciando que vivam mais e melhor.

Como profissionais atuantes em APS, oportunizamos acesso e levamos cuidados à saúde até os locais mais remotos do país. Nos erguemos dia após dia, de maneira diligente, firme e decidida a atender às necessidades de nossos pacientes e levar, além de todas as recomendações, também acolhida e conforto a todos eles.

Eu não poderia estar mais orgulhoso do papel que todos nós temos desempenhado nos últimos anos para ajudar aqueles que mais precisam de nós e fornecer alívio para um sistema de saúde tenso e desigual. Tenho profunda convicção que a APS é parte vital da solução e de que o nosso crescimento e impacto só aumentará.

Assim, desejo que mergulhem nas páginas dos volumes desta Série com toda a intensidade, vontade e apetite para se abastecerem com ainda mais saberes e ferramentas que favoreçam o desempenhar cotidiano de seu comprometimento e protagonismo na transformação tão imprescindível que precisamos operar em nosso sistema de saúde em prol da APS.

Na APS, vivenciamos e cultivamos intensas interações humanas, nos vinculamos e nos aproximamos das pessoas, seus modos de vida e sofrimentos. Isso faz do cuidado em APS extremamente apaixonante, mas complexo e, às vezes, desgastante.

A despeito de toda crise que experimentem, mantenham toda dedicação e força. As pessoas sempre serão nossas principais fortalezas e fonte de retribuições inestimáveis, que nos fortalecem, confortam e aquecem.

Por isso, trabalhem sempre unidos e em comunhão. Contem um com o outro nos momentos difíceis. E nunca se esqueçam que os pacientes são os nossos maiores mestres e o centro de toda nossa devoção e esforço.

Continuem maravilhosos e imprescindíveis aos seus pacientes, eles são a nossa maior razão de ser!

José Benedito Ramos Valladão Júnior
Organizador da Série

Prefácio

Uma das minhas pacientes mais antigas de consultório, me foi encaminhada porque estava cansada de exames e de especialistas. Explicou que no dia seguinte à realização de uma mamografia havia apresentado dor torácica. A característica da dor gerou preocupação no colega do pronto-socorro, que, com base nos fatores de risco e na característica da dor, indicou a estratificação invasiva, a despeito de enzimas normais e alterações eletrocardiográficas duvidosas. Passou o Natal e o Ano-Novo na UTI devido a um sangramento retroperitoneal decorrente da punção inguinal. Coronárias limpas à cineangiocoronariografia. Achou o médico apressado, pois o pronto-socorro estava cheio.

Em uma auditoria realizada em 2014, pelo Tribunal de Contas da União, revelou-se que 60% dos prontos-socorros brasileiros encontram-se frequentemente em situação de superlotação. Falta de equipamentos, falta de pessoal qualificado, má distribuição de médicos no país, baixa remuneração dos profissionais e falta de leitos para internação são problemas crônicos e, infelizmente, comuns em nossa realidade brasileira.

A despeito da falta de investimento, alguns esforços, como o do projeto PROADI "Lean nas Emergências" do Hospital Sírio-Libanês, têm reduzido o grau de lotação de muitos prontos-socorros somente com melhorias na capacidade operacional e organização de fluxos e processos de trabalho. Alguns serviços registraram até 43% de redução de lotação.

Outros esforços passam diretamente pela atenção primária. Alguns serviços de emergência do SUS (Sistema Único de Saúde) registram até 57% de pacientes classificados como "não urgentes", casos que seriam muito bem conduzidos em acolhimento de unidades básicas de saúde. Em paralelo, o adequado acompanhamento ambulatorial em nível de atenção primária diminui a necessidade de procura a prontos-socorros. Por meio do programa Saúde Corporativa, o Hospital Sírio-Libanês disponibiliza uma equipe de especialistas em medicina de família dentro de cada empresa parceira, com o objetivo de acolhimento e seguimento de colaboradores e dependentes. Esse projeto conseguiu reduzir em 47% o uso de prontos-socorros em serviços de atenção secundária e terciária.

Por último, a adequada comunicação entre o profissional da assistência primária e o emergencista é fundamental. Prontuários eletrônicos universais e processos de comunicação eficazes na referência e contrarreferência são essenciais. Em nosso pronto atendimento, cerca de 30% dos nossos pacientes foram encaminhados por seu médico de confiança. Temos por hábito sempre compartilhar as condutas com o colega encaminhador, prevenindo a solicitação de exames desnecessários e garantindo o adequado seguimento ambulatorial posteriormente à alta do paciente.

Continuo acompanhando a paciente até hoje. Penso muitas vezes nas oportunidades desperdiçadas: se pudesse naquele momento opinar, teria indicado a estratificação? Sinceramente, conhecendo as convicções da paciente, o seu histórico de saúde e os seus reais hábitos, certamente a desencorajaria, muito embora a decisão do colega seja justificável do ponto de vista técnico. Fluxogramas e medicina baseada em evidências devem ser aplicados de maneira sábia. A intimidade e a cumplicidade que o médico do paciente possui são o ingrediente a mais para garantir um cuidado de excelência. Os capítulos deste volume da *Série Atenção Primária à Saúde do Hospital Sírio-Libanês* trarão a base técnica para que o médico de família use com sabedoria os fundamentos próprios da especialidade no contexto do atendimento pré-hospitalar das urgências e emergências.

Christian Valle Morinaga
Gerente Médico do Pronto Atendimento
Hospital Sírio-Libanês

Apresentação do Volume

Urgências e Emergências na Atenção Primária – Atendimento Pré-Hospitalar faz parte de um projeto arrojado e pioneiro do Hospital Sírio-Libanês, a *Série Atenção Primária à Saúde do Hospital Sírio-Libanês*, realizada em parceria com a Editora Atheneu e coordenada pelo Prof. Dr. José Benedito Ramos Valladão Júnior.

Trata-se do primeiro volume da referida Série, que conta com a participação de mais de 30 renomados especialistas em Medicina de Família e Comunidade, todos integrantes do corpo clínico do Hospital Sírio-Libanês, que tiveram o zelo e o esforço de somente utilizarem como embasamento teórico as melhores fontes de evidências científicas disponíveis, nacionais e internacionais, para o contexto próprio da atenção primária. Esse é um diferencial importante que permite que, ao longo de suas páginas, o conteúdo apresente-se sob a perspectiva da vivência teórico-prática em atenção primária à saúde a partir da experiência de especialistas nesse campo de atuação.

A Medicina de Família e Comunidade é a especialidade médica voltada aos cuidados de atenção primária à saúde, prestando cuidados personalizados e continuados a indivíduos e suas famílias, independentemente de idade, sexo ou problema de saúde. Seu cenário de trabalho constitui a porta de acesso e filtro dos serviços de saúde, promovendo uma alta resolutividade das ocorrências e o acompanhamento das pessoas ao longo de suas vidas.

As unidades de atenção primária são, portanto, a primeira porta de entrada ao sistema de saúde. Isso posto, a abordagem e o suporte inicial a situações de urgências e emergências são também responsabilidades do médico de família.

Urgências e Emergências na Atenção Primária – Atendimento Pré-Hospitalar foi desenvolvido, assim, para guiar, auxiliar e sustentar – de maneira prática, clara e sistematizada – médicos de família, residentes e alunos de graduação em sua rotina, no âmbito da atenção primária à saúde, tanto nas unidades básicas de saúde e consultórios, como em serviços de pronto atendimento de baixa e média complexidade pelo país.

Este volume expõe, de maneira clara e objetiva, as principais recomendações para o manejo de condições de urgências e emergências no cotidiano de atendimento dos profissionais de atenção primária à saúde.

O conteúdo deste volume foi distribuído em dez seções de suma importância: Grandes Temas em Emergência, Problemas Cardiológicos, Problemas Endocrinológicos, Problemas Respiratórios, Problemas Neurológicos, Problemas Psiquiátricos, Problemas Gastrintestinais, Problemas Urológicos, Problemas Ginecológicos e Problemas Musculoesqueléticos.

Ao longo dessas seções, serão apresentados 46 capítulos, discorrendo com clareza os aspectos mais relevantes para a condução das principais condições de urgência e emergência apresentadas no cenário de práticas da atenção primária à saúde. O conteúdo é exposto de modo sintético para garantir rapidez e facilidade de consulta pelos profissionais durante a sua atuação clínica.

Os capítulos são apresentados através das seguintes estruturas: considerações gerais, quadro clínico, diagnóstico diferencial, manejo inicial, critérios de transferência, fluxograma e referências. A discussão de cada tema é feita em textos objetivos, tópicos e fluxogramas de conduta.

Trata-se, portanto, de uma referência essencial para todo médico que atue ou pretenda atuar no campo da atenção primária, que traz a singularidade de abranger, em uma única obra, a assistência às urgências e emergências mais prevalentes na atenção primária à saúde, que perpassam pelos vários ciclos de vida: saúde da criança, da mulher, do adulto e idoso. Além disso, tem aplicação substancial como ferramenta de ensino e livro de consulta também para médicos-residentes e alunos de graduação.

Em nome de todos os colaboradores deste volume, esperamos que este livro lhe proporcione um conjunto de informações, práticas e ferramentas que contribuam para o seu conhecimento e atuação na área, e que lhe permita contribuir, de modo significativo, para a melhoria do cuidado à saúde prestado aos seus pacientes e à população.

Tatiana Milla Mandia
Renato Walch
José Benedito Ramos Valladão Júnior

Dedicatória

Dedicamos este livro aos médicos que ajudaram a escrevê-lo e, sobretudo, aos que trabalham na linha de frente no nosso país, manejando casos clínicos complexos – em diversos aspectos – e, frequentemente, em um contexto com recursos e infraestrutura precárias. E, ainda assim, seguem desempenhando o seu trabalho com empenho, criatividade e empatia aos que lhes procuram. Dia a dia, a despeito das adversidades.

Sumário

SEÇÃO 1 – GRANDES TEMAS EM EMERGÊNCIA, 1
Coordenadores:
Renato Walch
Ana Beatriz Ulrich de Oliveira e Castro

1. **Parada Cardiorrespiratória no Adulto, 3**
   Ana Beatriz Ulrich de Oliveira e Castro
   José Benedito Ramos Valladão Júnior

2. **Parada Cardiorrespiratória na Criança, 7**
   Ana Beatriz Ulrich de Oliveira e Castro
   José Benedito Ramos Valladão Júnior

3. **Sepse no Adulto, 11**
   Rosiane Aparecida Turim Gomes Pinho
   José Benedito Ramos Valladão Júnior

4. **Sepse na Criança, 15**
   Tatiana Milla Mandia
   Renato Walch

5. **Reação Anafilática no Adulto, 19**
   Bruno Cesar Eloi de Freitas
   Tatiana Milla Mandia

6. **Reação Anafilática na Criança, 23**
   Juliana Vieira Esteves
   Tatiana Milla Mandia

7. **Trauma no Adulto, 29**
   Raquel Lizi Miguel
   José Benedito Ramos Valladão Júnior

8. **Trauma na Criança, 33**
   Raquel Lizi Miguel
   Renato Walch

SEÇÃO 2 – PROBLEMAS CARDIOLÓGICOS, 41

Coordenadores:
Tatiana Milla Mandia
José Benedito Ramos Valladão Júnior

9. Crise Hipertensiva – Pressão Arterial Marcadamente Elevada, 43
Lucas Bastos Marcondes Machado
José Benedito Ramos Valladão Júnior

10. Edema Agudo de Pulmão, 47
José Benedito Ramos Valladão Júnior
Tatiana Milla Mandia

11. Dor Torácica, 51
Lucas Bastos Marcondes Machado
José Benedito Ramos Valladão Júnior

12. Infarto Agudo do Miocárdio com Supradesnivelamento de ST, 55
Lucas Bastos Marcondes Machado
José Benedito Ramos Valladão Júnior

13. Síncope, 61
Tatiana Milla Mandia
José Benedito Ramos Valladão Júnior

14. Taquiarritmia no Adulto, 65
José Benedito Ramos Valladão Júnior
Tatiana Milla Mandia

15. Bradiarritmia no Adulto, 71
José Benedito Ramos Valladão Júnior
Tatiana Milla Mandia

16. Arritmias Agudas na Criança, 75
Rosiane Aparecida Turim Gomes Pinho
José Benedito Ramos Valladão Júnior

SEÇÃO 3 – PROBLEMAS ENDOCRINOLÓGICOS, 81

Coordenadores:
Juliana Vieira Esteves
Natasha Paltrinieri Garcia

17. Hiperglicemias no Adulto, 83
Bruno Cesar Eloi de Freitas
Natasha Paltrinieri Garcia

18. Hiperglicemias na Criança, 87
Bruno Cesar Eloi de Freitas
Natasha Paltrinieri Garcia

19. Hipoglicemia no Adulto, 91
Rosiane Aparecida Turim Gomes Pinho
Regina de Fátima Jesus Távora Junqueira Vilela

20. Hipoglicemia na Criança, 95
Juliana Vieira Esteves
Natasha Paltrinieri Garcia

SEÇÃO 4 – PROBLEMAS RESPIRATÓRIOS, 101
Coordenadores:
Deoclécio Avigo
Beatriz Motta Sampaio

21. Infecções das Vias Aéreas Superiores na Emergência, 103
Raquel Lizi Miguel
Olivia Ferreira Lucena
Deoclécio Avigo

22. Exacerbação de Asma no Adulto, 109
Rosiane Aparecida Turim Gomes Pinho
Natalia Fernandes Coelho Francatto Boaventura
José Benedito Ramos Valladão Júnior

23. Exacerbação de Asma na Criança , 113
Juliana Vieira Esteves
Nelson Alves da Silva Júnior
Natasha Paltrinieri Garcia

24. Exacerbação de DPOC, 119
Deoclécio Avigo
Aline de Souza Oliveira
José Benedito Ramos Valladão Júnior

25. Pneumonia no Adulto, 123
Beatriz Motta Sampaio
Izaura Euzébio Coelho
Tatiana Milla Mandia

26. Pneumonia na Criança, 129
Bruno Cesar Eloi de Freitas
Tales Massato Shibata

SEÇÃO 5 – PROBLEMAS NEUROLÓGICOS, 135
Coordenadores:
Bruno Cesar Eloi de Freitas
Rosiane Aparecida Turim Gomes Pinho

27. Suspeita de Acidente Vascular Cerebral, 137
Bruno Cesar Eloi de Freitas
José Benedito Ramos Valladão Júnior

28. Crise Convulsiva no Adulto, 141
Rosiane Aparecida Turim Gomes Pinho
José Benedito Ramos Valladão Júnior

29. Crise Convulsiva na Criança, 145
Tatiana Milla Mandia
José Benedito Ramos Valladão Júnior

30. Convulsão Febril, 151
Tatiana Milla Mandia
José Benedito Ramos Valladão Júnior

31. Cefaleia, 155
Renato Walch
José Benedito Ramos Valladão Júnior

32. Tontura e Vertigem, 159
Tatiana Milla Mandia
José Benedito Ramos Valladão Júnior

SEÇÃO 6 – PROBLEMAS PSIQUIÁTRICOS, 165
Coordenadores:
Raquel Lizi Miguel
Mariana Villiger Silveira

33. Agitação Psicomotora, 167
Raquel Lizi Miguel
Tatiana Milla Mandia
Mariana Villiger Silveira

34. Tentativa de Suicídio, 171
Raquel Lizi Miguel
Tatiana Milla Mandia
Mariana Villiger Silveira

35. *Delirium* – Estado Confusional Agudo, 177
Bruno Cesar Eloi de Freitas
Mariana Villiger Silveira
Tatiana Milla Mandia

SEÇÃO 7 – PROBLEMAS GASTRINTESTINAIS, 181
Coordenadores:
Raquel Perea Villa Nova
Rodolfo Luciano Galeazzi

36. Dispepsia, 183
Raquel Lizi Miguel
Tatiana Milla Mandia

37. Gastrenterite Aguda no Adulto, 187
Juliana Vieira Esteves
Rodolfo Luciano Galeazzi

38. Gastrenterite Aguda na Criança, 191
Juliana Vieira Esteves
Raquel Perea Villa Nova

39. Abdômen Agudo no Adulto, 197
Rosiane Aparecida Turim Gomes Pinho
Marcela Mitie Missawa

40. Abdômen Agudo na Criança, 203
Rosiane Aparecida Turim Gomes Pinho
Renato Walch

SEÇÃO 8 – PROBLEMAS UROLÓGICOS, 207
Coordenadores:
Mariana Duque Figueira
Stephan Sperling

41. Infecção do Trato Urinário, 209
Beatriz Motta Sampaio
Mariana Duque Figueira
Stephan Sperling

42. Cólica Renal, 215
Beatriz Motta Sampaio
Mariana Duque Figueira
Stephan Sperling

SEÇÃO 9 – PROBLEMAS GINECOLÓGICOS, 219
Coordenadores:
Filomena Mariko Amaro Takiguti
Patrícia Roberta Berithe Pedrosa de Oliveira

43. Trabalho de Parto, 221
Bruno Cesar Eloi de Freitas
Filomena Mariko Amaro Takiguti
Patrícia Roberta Berithe Pedrosa de Oliveira

44. Sangramento Uterino, 225
Ana Beatriz Ulrich de Oliveira e Castro
Filomena Mariko Amaro Takiguti
Patrícia Roberta Berithe Pedrosa de Oliveira

SEÇÃO 10 – PROBLEMAS MUSCULOESQUELÉTICOS, 229
Coordenadores:
Aline de Souza Oliveira
Luciano Nader Araújo

45. Lombalgia, 231
Aline de Souza Oliveira
Luciano Nader Araújo
José Benedito Ramos Valladão Júnior

46. Dor Miofascial, 235
Rosiane Aparecida Turim Gomes Pinho
Luciano Nader Araújo
Aline de Souza Oliveira

Índice Remissivo, 239

SEÇÃO 1

GRANDES TEMAS EM EMERGÊNCIA

Coordenadores

Renato Walch
Ana Beatriz Ulrich de Oliveira e Castro

1 Parada Cardiorrespiratória no Adulto

Ana Beatriz Ulrich de Oliveira e Castro
José Benedito Ramos Valladão Júnior

Considerações gerais

É a cessação abrupta das funções cardíacas, respiratória e cerebral. É determinada por quatro ritmos cardíacos: assistolia, atividade elétrica sem pulso (AESP), taquicardia ventricular e fibrilação ventricular.

O atendimento da PCR pode ser dividido em duas etapas: suporte básico de vida e o suporte avançado de vida.

Quadro clínico

- Sinais e sintomas: inconsciência, ausência de pulso, ausência de movimentos ventilatórios (apneia) ou respiração agônica (*gasping*).

Diagnósticos diferenciais

- Hipovolemia;
- Hipóxia;
- Hipotermia;
- Hipocalemia ou hipercalemia;
- Acidose metabólica;

- Tamponamento cardíaco;
- Pneumotórax hipertensivo;
- Tromboembolismo pulmonar;
- Trombose de coronária;
- Tóxico.

Manejo inicial

Manobras de suporte básico de vida

Visa o reconhecimento e atendimento de situações de emergência, como obstrução aguda de via aérea, acidente vascular cerebral e PCR. A abordagem inicial visa instituir condições mínimas necessárias para manutenção ou recuperação da oxigenação e da perfusão cerebral.

- Avaliar o nível de consciência/responsividade;
- Chamar por ajuda, pedindo o desfibrilador automático;
- Abrir vias aéreas e checar a ventilação;

- Se a respiração estiver ausente, realizar duas ventilações de resgate;
- Checar o pulso;
- Iniciar a reanimação cardiopulmonar (RCP).

Manobras de suporte avançado de vida

Aqui, a identificação do ritmo cardíaco é feita por meio das pás do monitor cardíaco, o que permite a rápida desfibrilação, caso esteja indicada.

Podemos dividir a PCR em duas modalidades: Fibrilação Ventricular (FV)/Taquicardia Ventricular sem pulso (TV s pulso) → ritmos que merecem choquem de maneira imediata; assistolia/atividade elétrica sem pulso (AESP) → ritmos não chocáveis.

A maneira mais frequente de atividade elétrica inicial na PCR extra-hospitalar é a Fibrilação Ventricular. A Taquicardia Ventricular também é comum, porém frequentemente degenera-se para a FV. Ambas são responsáveis por cerca de 80% das causas de morte súbita.

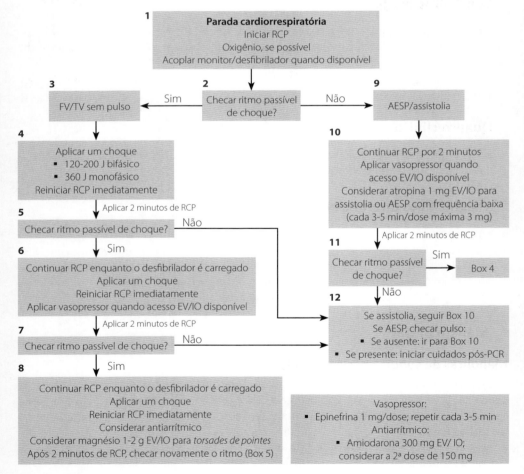

Figura 1.1 – Fluxograma.

Bibliografia

- American Heart Association. Web-based integrated guidelines for cardiopulmonary resuscitation and emergency cardiovascular care. Part 7: adult advanced cardiovascular life support. 2019.
- Husselbee N, Davies RP, Perkins GD. Advanced life support update. Br Med Bull. 2009;89:79-91.
- Kloeck WG. A practical approach to the aetiology of pulseless electrical activity; A simple 10-step training mnemonic. Resuscitation. 1995;30:157-9.
- Soar J, Maconochie I, Wyckoff MH, Olasveengen TM, Singletary EM, Greif R, Aickin R, Bhanji F, Donnino MW, Mancini ME, et al. 2019 International Consensus on Cardiopulmonary Resuscitation and Emergency Cardiovascular Care Science With Treatment Recommendations: summary from the Basic Life Support; Advanced Life Support; Pediatric Life Support; Neonatal Life Support; Education, Implementation, and Teams; and First Aid Task Forces. Circulation. 2019;140:e826–e880. doi: 10.1161/CIR.0000000000000734.

2 | Parada Cardiorrespiratória na Criança

Ana Beatriz Ulrich de Oliveira e Castro
José Benedito Ramos Valladão Júnior

Considerações gerais

A reanimação cardiopulmonar (RCP) é o conjunto de medidas que têm como objetivo evitar ou reverter a morte prematura de pacientes com as funções respiratória e circulatória ausentes ou gravemente comprometidas.

Em crianças, a RCP está indicada na parada cardiorrespiratória (PCR) e na bradicardia com hipoperfusão (frequência cardíaca menor que 60 batimentos por minuto com sinais de choque sem melhora com oxigenação adequada).

A monitorização eletrocardiográfica pode revelar assistolia, fibrilação ventricular, taquicardia ventricular, atividade elétrica sem pulso ou bradicardia. Embora todos esses ritmos possam ser encontrados, a assistolia é o ritmo de colapso mais frequente em crianças, responsável por aproximadamente 90% dos casos.

Suspeitando-se de PCR, as manobras de reanimação devem ser, imediatamente, iniciadas, no próprio local da ocorrência. Essas manobras básicas têm o objetivo de manter algum fluxo de sangue oxigenado aos órgãos vitais, principalmente cérebro e coração.

Quadro clínico

- Sinais e sintomas: inconsciência, ausência de pulso, ausência de movimentos ventilatórios (apneia) ou respiração agônica (*gasping*), cianose, palidez cutânea.

Diagnósticos diferenciais

- Respiratórias: pneumonia/bronquiolite/apneia/aspiração/asma;
- Cardiovascular: choque séptico/cardiopatia congênita/desidratação grave, dentre outros;
- Sistema nervoso central: meningite/convulsões/tumores/hemorragias, dentre outros;
- Gastrintestinal: enterite necrotizante/apendicite/megacólon/fístula traqueoesofágica;
- Distúrbios metabólicos; politraumatismo; morte súbita; intoxicações.

Manejo inicial

Manobras de suporte básico de vida

Visa o reconhecimento e atendimento de situações de emergência. A abordagem inicial visa instituir condições mínimas necessárias para manutenção ou recuperação da oxigenação e da perfusão cerebral:
- Avaliar o nível de consciência/responsividade;
- Chamar por ajuda, pedindo o desfibrilador automático;
- Abrir vias aéreas e checar a ventilação;
- Se a respiração estiver ausente, realizar duas ventilações de resgate;
- Checar o pulso;
- Iniciar a reanimação cardiopulmonar RCP.

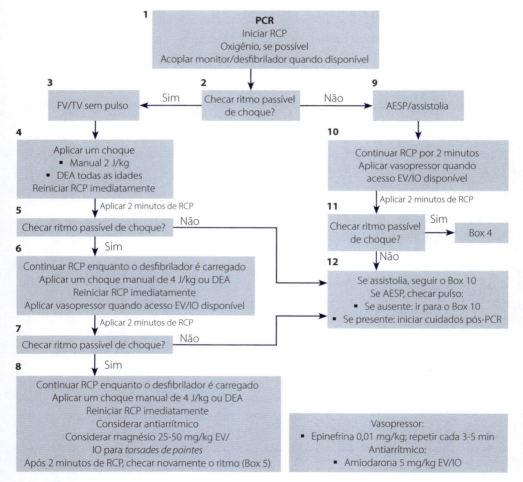

Figura 2.1 – Fluxograma.

Manobras de suporte avançado de vida

Aqui, a identificação do ritmo cardíaco é feita por meio das pás do monitor cardíaco, o que permite a rápida desfibrilação, caso esteja indicada.

Podemos dividir a PCR em duas modalidades: Fibrilação Ventricular (FV)/Taquicardia Ventricular sem pulso (TV s pulso) → ritmos que merecem choquem de maneira imediata; assistolia/atividade elétrica sem pulso (AESP) → ritmos não chocáveis.

Bibliografia

- American Heart Association. Web-based Integrated Guidelines for Cardiopulmonary and Emergency Cardiovascular Care - Part 12. Pediatric advanced life support. 2020. https://eccguidelines.heart.org/index.php/circulation/cpr-ecc-guidelines-2/part-12-pediatric-advanced-life-support/
- Duff JP, Topjian AA, Berg MD, Chan M, Haskell SE, Joyner BL Jr, Lasa JJ, Ley SJ, Raymond TT, Sutton RM, Hazinski MF, Atkins DL. 2019 American Heart Association focused update on pediatric advanced life support: an update to the American Heart Association Guidelines for Cardiopulmonary Resuscitation and Emergency Cardiovascular Care. Circulation. 2019;140:e904–e914.
- Eric Fleegler, Monica Kleinman. Pediatric advanced life support (PALS). UpToDate, Dec 16, 2019.
- Soar J, Maconochie I, Wyckoff MH, Olasveengen TM, Singletary EM, Greif R, Aickin R, Bhanji F, Donnino MW, Mancini ME, et al. 2019 International Consensus on Cardiopulmonary Resuscitation and Emergency Cardiovascular Care Science With Treatment Recommendations: summary from the Basic Life Support; Advanced Life Support; Pediatric Life Support; Neonatal Life Support; Education, Implementation, and Teams; and First Aid Task Forces. Circulation. 2019;140:e826–e880.

3 Sepse no Adulto

Rosiane Aparecida Turim Gomes Pinho
José Benedito Ramos Valladão Júnior

Considerações gerais

Sepse é a resposta inflamatória sistêmica secundária a um processo infeccioso, que pode acarretar em disfunção de órgãos e hipoperfusão. A mortalidade da sepse grave pode chegar a 35%, tornando fundamental seu reconhecimento e tratamento precoces.

Quadro clínico

Fatores de risco

- Gravidez e puerpério;
- Idade > 65 anos;
- Condições de imunossupressão (doenças ou uso de medicações);
- Trauma, cirurgia ou procedimentos invasivos nas últimas 6 semanas;
- Uso de acessos venosos ou cateteres;
- Uso de drogas intravenosas;
- Perda de integridade da pele (p. ex., cortes, queimaduras, infecções cutâneas).

Sinais e sintomas

- Temperatura > 38 °C ou < 36 °C;
- Frequência cardíaca > 90 bpm;
- Taquipneia;
- Pressão arterial pode ser normal em fases iniciais;
- Sintomas específicos de acordo com o foco infeccioso subjacente.

Sinais de alerta – sugestivos de sepse grave

- Rebaixamento do nível de consciência;
- Hipotensão;
- Oligúria;
- Desconforto respiratório/taquipneia significativa;
- Frequência cardíaca > 130;

CAPÍTULO 3

- Palidez/cianose/icterícia;
- Hipoxemia;
- Tempo de enchimento capilar prolongado.

ATENÇÃO Sinais de hipotensão e taquicardia podem ser mascarados em hipertensos mal controlados ou em pacientes que usam betabloqueadores, respectivamente.

Diagnóstico diferencial

- Investigar a presença de fatores de risco, sintomas infecciosos e sinais de alerta.

Exame físico

- Em todos os casos, avaliar estado geral, nível de consciência, hidratação, presença de palidez/cianose/icterícia, sinais de má perfusão periférica, aferir sinais vitais e oximetria.
- Realizar exame físico específico de acordo com a suspeita infecciosa.

Quick SOFA: 2 ou mais dos seguintes

- Alteração do estado mental (Glasgow < 15);
- Frequência respiratória > 22 irpm;
- Pressão arterial sistólica menor ou igual a 100.

Estratificação de risco

Categoria	Alto risco	Moderado a alto risco	Baixo risco
História	• Evidência objetiva de alteração nova de estado mental	• História subjetiva (paciente, familiar ou amigos) de alteração nova do estado mental • História de deterioração aguda de habilidade funcional • Presença de fatores de risco	• Comportamento normal • Ausência de fatores de risco
Respiratório	• FR ≥ 25 irpm • Necessidade de O_2 suplementar para manter $SatO_2$ > 92%	• FR 21-24 irpm	• FR ≤ 20 irpm
Pressão arterial	• PAS ≤ 90 mmHg ou mais que 40 mmHg abaixo da PA habitual	• PAS 91-100 mmHg	• PAS > 100 mmHg
Circulação e hidratação	• FC > 130 bpm • Anúria nas últimas 18 horas (ou, para pacientes sondados, débito urinário < 0,5 mL/kg/h)	• FC 91-130 bpm ou arritmia nova • Anúria nas últimas 12-18 horas (em caso de SVD, débito urinário 0,5-1 mL/kg/h)	• Sem critérios de moderado ou alto risco
Pele	• Cianose • Palidez • *Rash* cutâneo	• Sinais flogísticos em sítio de ferida operatória ou cateteres	• Sem alterações

Fonte: NICE guideline, 2016.

Exames complementares

- Exames laboratoriais são marcadores de gravidade e prognóstico. Não devem retardar a transferência do paciente séptico para unidade de urgência;

- Hemograma, eletrólitos, glicemia, função renal e hepática, lactato, gasometria arterial, urina I e culturas;
- Outros exames – inclusive de imagem – guiados pela suspeita clínica.

Diagnósticos diferenciais

Cardiovascular	• Insuficiência cardíaca descompensada • Choque cardiogênico
Pulmonar	• Embolia pulmonar • Síndrome do desconforto respiratório agudo
Abdominal	• Pancreatite aguda
Metabólico	• Crise tireotóxica • Crise addisoniana • Anafilaxia • Intoxicação aguda • Síndromes hipertérmicas
Neurológico	• Encefalopatia • Hemorragia subaracnóidea

Fonte: Martins, 2015.

Manejo inicial

- Remoção física do foco infeccioso: drenar abscessos, debridar tecidos necróticos, retirar ou trocar sonda vesical.
- Antibioticoterapia precoce (idealmente em menos de uma hora da identificação do paciente séptico): para cada hora de retardo, há aumento de 4% na mortalidade. A escolha deve ser guiada pelo sítio provável da infecção e pelo local onde o paciente a adquiriu (comunidade/hospitalar), preferindo ATBs de amplo espectro.
  Obs.: Mascara os exames de cultura. Avaliar risco/benefício, de acordo com a gravidade do quadro e do tempo estimado para transporte do paciente até a unidade de urgência.
- Reanimação hemodinâmica deve ser iniciada prontamente se houver hipovolemia ou hipoperfusão: solução cristaloide $\geq$ 30 mL/kg nas primeiras 3 horas.
- Suporte respiratório: oferecer O_2 suplementar em casos de hipoxemia, e avaliar necessidade de IOT para permeabilidade de vias aéreas.
- Manter monitorização volêmica e observar necessidade de volumes adicionais.

Critérios de transferência

- Sepse grave.
- Sepse de moderado risco cuja causa infecciosa não esteja definida ou cujo tratamento não possa ser realizado ambulatorialmente.

Enquanto realiza a transferência

- Manter monitorização, oxigenoterapia e acesso venoso, assim como medidas de suporte em caso de instabilidade hemodinâmica ou respiratória.
- Manter reanimação volêmica vigorosa.

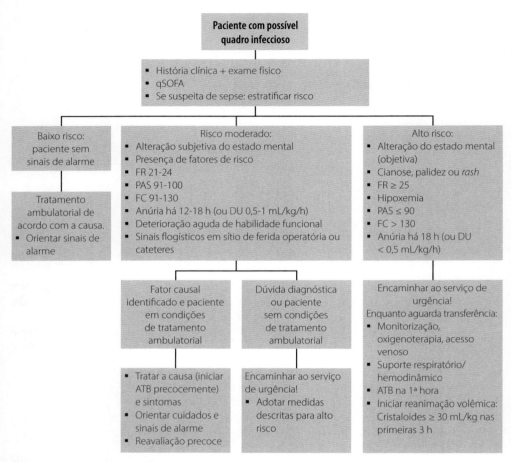

Figura 3.1 – Manejo da sepse no adulto.
Fonte: Autoria própria.

Bibliografia

- Ganem F, Cardoso LF. Manual de Emergências Clínicas. Série Rotinas nas Emergências do Hospital Sírio-Libanês. 1. ed. Rio de Janeiro: Atheneu, 2018.
- Gusso G, Lopes JMC. Tratado de Medicina de Família e Comunidade: princípios, formação e prática. 2ª ed. Porto Alegre: Artmed; 2018.
- https://www.england.nhs.uk/south/wp-content/uploads/sites/6/2016/11/sepsis-upd-gp-practice-oct16.pdf.
- https://www.nice.org.uk/guidance/ng51/resources/algorithm-for-managing-suspected-sepsis-in-adults-
-and-young-people-aged-18-years-and-over-outside-an-acute-hospital-setting-2551485716.
- Martins, HS. et al. Emergências Clínicas: abordagem prática. 10ª ed., Barueri, SP: Manole, 2015.
- National Institute for Health and Care Excellence. Sepsis: recognition, diagnosis and early management. NICE guideline. Jul, 2016.
- Neville, BMB. Management of Sepsis in Primary Care. International Journal of Integrated Care. 2017; 17(5):A581.
- Rhodes A. et al. Surviving Sepsis Campaign: International Guidelines for Management of Sepsis and Septic Shock: 2016. Intensive Care Medicine 2017; 43(3): 304-377.
- Silva E. et al. I Consenso Brasileiro de Sepse. Revista de Terapia Intensiva 2004. 16(2): 96-254.

4 | Sepse na Criança

Tatiana Milla Mandia
Renato Walch

Considerações gerais

Apesar da mortalidade ter reduzido nos últimos anos, mais casos têm sido identificados.

No ambiente de atenção primária à saúde (APS) não é um quadro comum, mas, assim como qualquer urgência, pode acontecer durante um dia de atendimento na Unidade. Por isso, a importância de sempre pensar: "Pode ser sepse?"

Identificar precocemente quadro de sepse grave ou mesmo choque séptico tem grande impacto no seu desfecho, assim como estabelecer o tratamento adequado o quanto antes.

Diferentemente da definição do adulto, as definições em crianças são:
- Sepse é uma complicação clínica grave caracterizada pela síndrome da resposta inflamatória sistêmica (SRIS) tendo como causa um quadro infeccioso.
- Sepse grave é quando além da SRIS há a disfunção de um órgão ou hipoperfusão.
- Choque séptico acontece com a queda da pressão arterial que não respondeu à expansão volêmica (cristaloide), ou que necessite de droga vasoativa para manutenção da pressão arterial sistólica > 90 mmHg.

Quadro clínico

Fatores de risco
- Idade < 1 ano;
- Lesão grave (trauma grave, queimadura, ferimento penetrante);
- Doença crônica com perda funcional (encefalopatia com quadriplegia e broncoaspiração frequente, doença cardíaca congênita não tratada e síndrome do intestino curto);
- Situação que leve a imunodepressão (neoplasias, HIV, desnutrição severa, congênita, doença falciforme, doenças esplênicas ou medicações imunomoduladoras, como quimioterápicos;
- Cirurgias de grande porte;
- Uso prolongado de sondas ou cateteres;
- Alterações do trato urinário com infecções recorrentes.

Sinais e sintomas

São critérios de SRIS (pelo menos dois critérios):

- Hipotermia ou febre (38 °C < Tax < 36 °C);
- Taquicardia (FC aumentada para idade);
- Taquipneia (FR aumentada para idade);
- Leucocitose ou leucopenia.

Tabela 4.1
Valores de referências para parâmetros vitais em pediatria

Grupo Etário	Temperatura (em °C)	FC (em bpm) Taquicardia/ bradicardia	FR (em ipm)	Contagem de leucócitos (em × 103)	PAS (em mmHg)
0 a 1 mês	(38° < Tax < 36°)	> 205 < 85	> 60	> 34	< 60
≥ 1 a 3 meses	(38° < Tax < 36°)	> 205 < 85	> 60	> 19,5 ou < 5	< 70
≥ 3 meses a 1 ano	(38° < Tax < 36°)	> 190 < 100	> 60	> 19,5 ou < 5	< 70
≥ 1 ano a 2 anos	(38° < Tax < 36°)	> 190 -	> 40	> 17,5 ou < 5	< 70 + (idade em anos × 2)
≥ 2 a 4 anos	(38° < Tax < 36°)	> 140 -	> 40	> 15,5 ou < 6	< 70 + (idade em anos × 2)
≥ 4 a 6 anos	(38° < Tax < 36°)	> 140 -	> 34	> 13,5 ou < 4,5	< 70 + (idade em anos × 2)
≥ 6 a 10 anos	(38° < Tax < 36°)	> 140 -	> 30	> 11 ou < 4,5	< 70 + (idade em anos × 2)
≥ 10 a 13 anos	(38° < Tax < 36°)	> 100 -	> 30	> 11 ou < 4,5	< 90
≥ 13 anos	(38° < Tax < 36°)	> 100 -	> 16	> 11 ou < 4,5	< 90

Fonte: Adaptada ACCCM Clinical Practice Parameters for Hemodynamic Support of Pediatric and Neonatal Septic Shock – 2017.

- Critérios de SRIS + infecção = sepse;
- Sepse + disfunção orgânica = sepse grave;
- Sepse grave + sem resposta à infusão (ou droga vasoativa para manter PAS > 90 mmHg).

Sinais de alerta

- Não pensar em sepse;
- Não estabelecer o diagnóstico o quanto antes;
- Sinais de instabilidade hemodinâmica que necessitem de droga vasoativa;
- Alterações microvasculares e celulares.

Diagnósticos diferenciais

Exame físico

O diagnóstico na sepse é clínico e em caso de suspeita deve-se encaminhar para o tratamento o quanto antes.

Dois ou mais critérios de SIRS na vigência de infecção já teve levantar a suspeita de sepse ("pode ser sepse?").

As alterações clínicas evoluem com piora se não abordadas adequadamente e podem levar ao quadro de sepse grave, ou mesmo choque séptico.

Exames complementares (caso não atrase o tratamento)

- Glicemia;
- Gasometria (arterial ou venosa);

- Hemograma completo;
- Lactato;
- Sódio, potássio, ureia e creatinina;
- Cálcio;
- Bilirrubinas totais e frações;
- TGP, TGP e Gama GT;
- Coagulograma;
- Hemocultura;
- Urina tipo 1;
- Urocultura;
- Radiografia de tórax (em infecções pulmonares).

Diagnósticos diferenciais em crianças menores

- Abuso infantil;
- Hipoglicemia;
- Hipertermia maligna;
- Crise convulsiva;
- Insuficiência cardíaca;
- Arritmias;
- Miocardites;
- Erros inatos do metabolismo;
- Volvo intestinal;
- Intuscepção;
- Estenose esofágica;
- Enterocolite necrotizante;
- Gastrenterite com desidratação;
- Intoxicação;
- Encefalopatia hepática;
- Febre hemorrágica (viral).

Diagnósticos diferenciais em crianças maiores e adolescentes

- Insolação;
- Síndrome serotoninérgica;
- Síndrome neuroléptica;
- Hipertermia maligna;
- Intoxicação;
- Doença de Kawasaki;
- Síndrome de abstinência do baclofeno.

Manejo inicial (Figura 4.1)

A abordagem inicial deve contemplar o suporte clínico da criança.

Além da infusão de cristaloides, é necessário que tenha alguma agilidade na administração do antibiótico endovenoso. A cada hora que demora para restabelecer a perfusão tecidual, ou função do órgão acometido, implica duplicar o risco de morrer.

- Ofertar oxigênio de maneira adequada e se necessário;
- Evitar hipoglicemia;
- Manter a infusão de fluídos (cristaloide);
- Antibioticoterapia empírica (ampicilina e gentamicina ou ceftriaxona).

Tabela 4.2	
Objetivos a serem alcançados na terapêutica pediátrica no manejo da sepse	
Perfusão capilar ≤ 2 segundos	FC dentro dos limites
Pulsos normais, sem diferencial entre os pulsos centrais e periféricos	Extremidades quentes
Débito urinário > 1 mL/kg/h	Estado mental normal
$3,3 < IC < 6,0$ L/min/m² com PP, N para idade (PAM-PVC)	Maximizar a pré-carça para maximizar o IC e PP
$SvcO_2 > 70\%$	Hb > 10 g/dL

Fonte: *American College of Critical Care Medicine. CritCareMed. 2009;37:666-88.*

Critérios de transferência (Figura 4.1)

Diante do paciente com quadro de sepse grave, ou choque séptico a transferência para outro serviço com mais recursos que a atenção primária à saúde possa oferecer é mandatório.

Essa remoção deve ser feita em uma ambulância avançada (UTI) acompanhada de profissional médico habilitado em atendimento pediátrico.

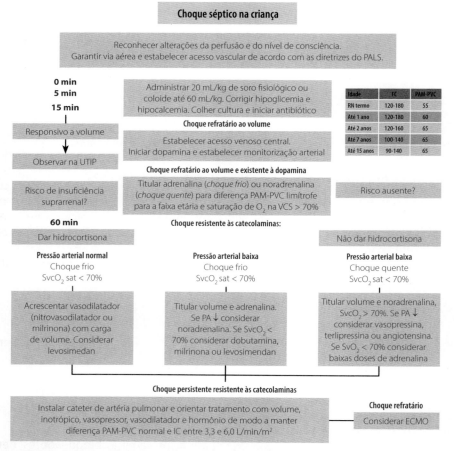

Figura 4.1 – Recomendação para manejo do choque séptico em crianças ACCM/PALS.
Fonte: CritCareMed. 2009.

Bibliografia

- https://ilas.org.br/o-que-e-sepse.php
- Literature review current through: Sep 2019. | This topic last updated: Apr 10, 2019.
- Livro de Emergências
- Sepse – Diagnóstico e atualizações da ILAS em 2019 (Volk, S.em www.portalpeed.com.br 15/04/2019.
- Wendy J Pomerantz, MD, MS; Scott L Weiss, MD. Systemic inflammatory response syndrome (SIRS) and sepsis in children: Definitions, epidemiology, clinical manifestations, and diagnosis.

5 | Reação Anafilática no Adulto

Bruno Cesar Eloi de Freitas
Tatiana Milla Mandia

Considerações gerais

Anafilaxia é uma reação alérgica aguda, intensa e potencialmente fatal em indivíduos pré-sensibilizados; induz uma resposta sistêmica causada pela liberação de mediadores imunes e inflamatórios de basófilos e mastócitos. Ao menos dois sistemas de órgãos são envolvidos, como a pele, as vias aéreas superiores e inferiores e os sistemas cardiovascular, neurológico e gastrintestinal, nesta ordem de prioridade ou em combinação. A causa mais frequente é a alergia a medicamentos, alimentos, imunoterapia ou picadas de insetos. A anafilaxia não imunológica, anteriormente descrita como reação anafilactoide, produz sintomas semelhantes.

A anafilaxia grave é responsável por 0,02% das admissões hospitalares, fatal em até 1%.

Não se sabe a real incidência da anafilaxia, e os dados disponíveis são:
- EUA: 30 casos em 100 mil habitantes;
- Reino Unido: um caso em cada 2.300 atendimentos em setor de emergência;
- Mundo: reação anafilática fatal parece ser de 154 casos em 1 milhão de pacientes internados.

O atendimento imediato é imprescindível para um bom prognóstico.

Etiologia
- Alimentos (33%-34%);
- Medicamentos (antibióticos, insulina, heparina, protamina, bloqueadores neuro-musculares, anestésicos, sulfas e derivados, anti-inflamatórios, opiáceos, vacinas; 13%-20%);
- Veneno de insetos (da ordem *Hymenoptera* – abelhas e vespas; 14%);
- Exercício (associado a alimento ou isoladamente; 7%);
- Imunoterapia (aplicação terapêutica de alérgenos; 3%);
- Hemoderivados (< 1%);
- Látex e transfusão de plasma (< 1%);
- Contrastes (iodados, fluoresceína);
- Idiopática (19%-37%).

CAPÍTULO 5

Quadro clínico

É comum o relato de episódios prévios semelhantes que priorizam a investigação dos antecedentes alérgicos e uso de medicações, bem como a relação temporal entre o contato com possíveis alérgenos e o início dos sintomas. Asma/atopia e uso de betabloqueadores podem predispor e/ou agravar uma reação anafilática.

Tabela 5.1
Critérios diagnósticos (a presença de 1 ou mais critérios caracterizam anafilaxia)

Critério 1: Início agudo de uma doença (em minutos ou horas) com envolvimento da pele, das mucosas ou ambos e de um dos seguintes:
Acometimento de vias respiratórias (dispneia, sibilos, estridor, hipoxemia) Redução da PA ou sintomas de hipofluxo sanguíneo (síncope, incontinência, choque, hipotonia)
Critério 2: Dois ou mais dos seguintes achados:
Envolvimento de pele - mucosas Acometimento respiratório (dispneia, sibilos, estridor, hipoxemia) Redução da PA ou sintomas associados Sintomas gastrintestinais persistentes (vômitos, dor abdominal, cólicas)
Critério 3: Redução da PA após exposição a um conhecido alérgeno para o paciente

Fonte: Sampson HA, Muñoz-Furlong A, Campbell RL, Adkinson NF Jr, Bock SA, Braem um A, et al. Second symposium on the definition and management of anaphylaxis: Summary report - Second National Institute of Allergy and Infectious Disease/Food Allergy and Anaphylaxis Network Symposium. J Allergy Clin Immunol. 2006;117:391-7.

Diagnósticos diferenciais

Causas orgânicas relacionadas ao aumento endógeno de histamina	• Mastocitose • Urticária pigmentosa • Ingestão de peixe contaminado com histamina
Causas orgânicas que determinem hipotensão, dispneia ou síncope	• Arritmias cardíacas • IAM • Sepse • Hipovolemia • Urticária ao frio grave • Aspiração de corpo estranho • TEP • Hipoglicemia
Causas não orgânicas que simulam anafilaxia	• Reação vasovagal • Alergia factícia • Disfunção de cordas vocais • Síndrome do pânico
Causas de eritema difuso (*flushing*)	• Síndrome carcinoide • Uso de clorpropamida • Carcinoma medular da tireoide • Epilepsia com manifestação autonômica • Climatério • Eritema facial idiopático
Causas de urticária e angioedema	• Angioedema hereditário • Uso de IECA • Urticária crônica

Fonte: Autoria própria.

Tratamento

Dada a diversidade de apresentação clínica da anafilaxia, as condutas podem variar na dependência da gravidade dos sintomas e do cenário em que o atendimento é realizado:

- Parada cardiorrespiratória: devem ser seguidas as recomendações do suporte avançado de vida (ACLS). Especial atenção deve ser dada à manutenção da perviabilidade das vias aéreas altas, pois no edema de glote pode ser necessária uma cricotireoidostomia.
- Suporte inicial: oxigênio nos casos com envolvimento respiratório, acesso venoso, fluídos isotônicos por via endovenosa e elevação de membros inferiores para controle inicial da pressão arterial.
- Adrenalina: principal tratamento; deve ser prescrita o mais precocemente possível após o reconhecimento do quadro (Tabela 5.2). As diretrizes para uso da adrenalina são:
  - Recentes estudos mostram que a administração via intramuscular (coxa: músculo vasto lateral) determinam picos mais rápidos e maiores concentrações da adrenalina.
  - Aplicar por via subcutânea apenas em casos leves.
  - Via endovenosa: reservada aos casos mais graves, em iminência de parada cardiorrespiratória, no choque, ou nos casos irresponsivos ao tratamento inicial.
  - Intervalos de administração da adrenalina (empírico): cada 5, 10 ou 15 minutos, norteados genericamente pela gravidade do quadro clínico, pelo nível de resposta à aplicação anterior e pelo aparecimento de efeitos colaterais próprios desse medicamento.
  - Corticosteroides: são indicados empiricamente, em especial, com o objetivo de atenuar possíveis reações tardias (o que nem sempre ocorre) e no tratamento de broncospasmo.
  - Broncospasmo: broncodilatadores inalatórios.
  - Glucagon: opção de tratamento para os casos pouco responsivos à adrenalina, particularmente por uso prévio de betabloqueadores. O glucagon possui propriedades inotrópicas e cronotrópicas positivas e efeitos vasculares independentes dos receptores B, além de induzir o aumento de catecolaminas. Seus efeitos colaterais mais comuns são náuseas, vômitos e hiperglicemia.

Tabela 5.2 Posologias recomendadas e vias de administração		
	IM	IV
Adrenalina	Concentração 1:1.000 (ampola padrão de 1 mL) Dose: 0,3-0,5 mL (0,3 a 0,5 mg)	Concentração: 1:10.000 (1 ampola padrão de 1 mL diluída em 9 mL de soro fisiológico) Dose: 0,1-0,3 mL em infusão lenta (5 minutos)
Difenidramina	25-50 mg até de 4/4 ou 6/6 h	25-50 mg até de 4/4 ou 6/6 h
Ranitidina	—	50 mg até de 8/8 h
Hidrocortisona	100-500 mg	100-500 mg
Metilprednisolona	—	125 mg até de 6/6 h

A prednisona pode ser utilizada por via oral: 1 mg/kg/dose (40-60 mg) até de 6/6h.
Fonte: Emergências clínicas: abordagem prática – Herlon Saraiva Martins. [et al.]. 10. ed. rev. e atual. Barueri, SP: Manole, 2015.

Critérios de transferência

Pacientes com quadro moderado a grave podem apresentar recorrência dos sintomas até 8 horas do início do quadro mesmo após melhora clínica inicial (reação bifásica). É recomendada a observação por 8 a 24 horas, em nível hospitalar, das seguintes situações:
- Apresentação clínica inicial mais grave: hipotensão, broncospasmo ou edema de laringe;
- Reação inicial demorada (> 30 minutos após o estímulo);
- Reação grave de causa desconhecida;
- Reação associada a componente asmático importante;
- Anafilaxia após exposição oral (especialmente antibióticos – quadros em que há possibilidade de absorção continuada do antígeno);
- Reação bifásica prévia.

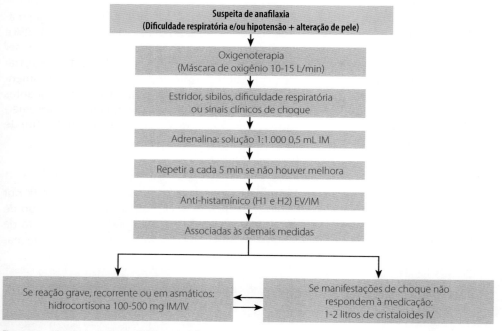

Figura 5.1 – Manejo da reação anafilática em adultos.
Fonte: Autoria própria.

Bibliografia
- BMJ, Best Practice. British Medical Journal.
- Ganem, Fernando; Cardoso, Luiz Francisco. Manual de Emergências Clínicas. 2018.
- HIGA, Elisa Mieko Suemitsu; ATALLAH, Álvaro Nagib. Guias de Medicina Ambulatorial e Hospitalar Unifesp/Escola Paulista de Medicina - Medicina de Urgência. 2004.
- Martins, Herlon Saraiva; Brandão Neto, Rodrigo Antonio; Scalabrini Neto, Augusto; Velasco, Irineu Tadeu. Emergências Clínicas: Abordagem Prática. 2007.

6 | Reação Anafilática na Criança

Juliana Vieira Esteves
Tatiana Milla Mandia

Considerações gerais

A anafilaxia é definida como uma reação multissistêmica grave, que ocorre de maneira aguda, sendo potencialmente fatal. A prevalência da anafilaxia varia de 0,05%-2% e vem aumentando na população jovem. A anafilaxia é uma emergência médica e deve ser reconhecida rapidamente. A etiologia da anafilaxia é ainda desconhecida. Entretanto, trabalhos recentes apontam como os principais fatores desencadeantes alguns medicamentos e alimentos. Entre crianças, estima-se que os alimentos são os fatores desencadeantes em cerca de 80% dos casos. É preciso estar atento aos critérios clínicos para atuação emergencial e posterior investigação do agente etiológico responsável pelo quadro, a fim de evitar episódios futuros.

Fisiopatologia

Mais frequentemente a anafilaxia ocorre como resultado de reação mediada por IgE. O fator desencadeante ativa mastócitos e basófilos da pele, levando à liberação de histamina, leucotrienos e prostaglandinas, causando vasodilatação local e aumento da permeabilidade vascular. Outros estímulos podem levar à liberação de histamina de maneira direta, sem mediação pela IgE.

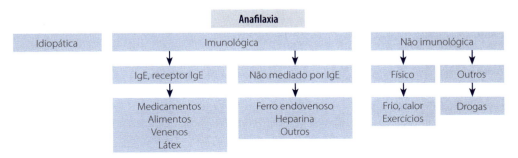

Figura 6.1 – Manejo da reação anafilática em crianças.
Fonte: Autoria própria.

Quadro clínico

O quadro clínico caracteriza-se pelo aparecimento de sinais em mucosas e/ou pele, associados ou não a sintomas gastrintestinais (cólica, vômito e diarreia), respiratórios (estridor, rouquidão, dificuldade na fala, tosse, taquipneia) e cardiovasculares (hipóxia, hipotensão, hipotonia). Os sinais característicos de pele são caracterizados como pápulas eritematosas pruriginosas que podem coalescer e resultar em placas. As lesões que acometem as regiões do tecido conjuntivo frouxo e da derme apresentam-se como edema sem cacifo e bem delimitado de face, mãos, pálpebras, língua, genitália e outras partes da orofaringe e laringe, que pode causar dificuldade respiratória (Tabela 6.1).

- **Fatores de risco:** Asma, eczema, atopia, histórico de alergia.

Tabela 6.1 Principais sinais e sintomas sugestivos de anafilaxia	
Sintomas cutâneos	Urticária, angioedema, rash cutâneo, prurido
Sintomas respiratórios	Dispneia, tosse, sibilo, edema de laringe, prurido nasal ou ocular + lacrimejamento
Sintomas cardiovasculares	Taquicardia, síncope, hipotensão, choque, tontura
Sintomas digestórios	Cólica, náusea, diarreia, vômito
Outros sintomas	Gosto metálico, convulsão, desorientação, incontinência urinária

Fonte: Autoria própria.

Diagnóstico

O diagnóstico no quadro agudo é eminentemente clínico. Nos quadros crônicos não graves ou após resolução do quadro agudo, exames laboratoriais podem ser solicitados para investigação.

O diagnóstico de anafilaxia é altamente provável quando um dos seguintes critérios estiver presente:

- Aparecimento súbito da doença (de minutos a algumas horas após contato com alérgeno), com envolvimento da pele, mucosa ou ambos (urticária generalizada, prurido, rubor, edema de lábios, língua e úvula), **e ao menos um** dos seguintes sintomas:
  - Acometimento respiratório (dispneia, sibilância, estridor, redução de pico de fluxo expiratório ou hipoxemia);
  - Redução da pressão arterial ou sintomas de disfunção orgânica grave (hipotonia, choque, síncope ou incontinência).
- **Dois ou mais** dos seguintes sinais e sintomas que ocorrem rapidamente após a exposição a um provável alérgeno (minutos a algumas horas):
  - Acometimento cutaneomucoso (urticária generalizada, prurido, rubor, edema de lábios, língua e úvula);
  - Comprometimento respiratório (dispneia, sibilância, estridor, redução de pico de fluxo respiratório, hipoxemia);
  - Redução da pressão arterial ou sintomas de disfunção orgânica grave (hipotonia, choque, síncope, incontinência);
  - Sintomas gastrintestinais presentes (cólicas, dor abdominal, vômitos).

Reação Anafilática na Criança

- **Redução da PA após exposição a um alérgeno** conhecido para o paciente (de minutos a horas):
  - Lactentes e crianças: pressão arterial sistólica baixa (idade específica) ou decréscimo maior do que 30% na pressão arterial* sistólica.
    - *Pressão arterial sistólica baixa para crianças:
    - < 70 mmHg de 1 mês a 1 ano,
    - < que [70 mmHg + (idade × 2)] de 1 ano a 10 anos
    - < que 90 mmHg de 11 a 17 anos;
  - **Sinais de alerta:** uso de musculatura acessória, saturação de O_2 abaixo de 92%, cianose, estridor laríngeo, dificuldade na fala, rebaixamento do nível de consciência ou agitação psicomotora, frequência respiratória (FR) superior a 40 mrpm em crianças entre 1 ano e 5 anos de idade, FR superior a 60 em bebês até 2 meses, FR superior a 50 em bebês entre 2 meses e 1 ano de idade.

Diagnósticos diferenciais

Diagnóstico diferencial de anafilaxia

- Choque hipovolêmico;
- Choque séptico;
- Choque cardiogênico;
- Dispneia súbita por aspiração de corpo estranho, embolia pulmonar, distúrbios psiquiátricos.

Diagnóstico diferencial de urticária

- Mastocitose;
- Neoplasias;
- Dermatite de contato;
- Eczema;
- Prurigo estrófulo;
- Penfigoide bolhoso;
- Lúpus eritematoso;
- Farmacodermia.

Tratamento

O tratamento da anafilaxia tem por objetivo diminuir os riscos de mortalidade imediata e prevenir a recorrência. Estudos controlados aconselham suporte ventilatório e cardiocirculatório e uso da epinefrina precocemente. As demais recomendações são baseadas principalmente em experiência clínica.

Epinefrina – intervenção de primeira linha

Pela ação vasodilatadora, antiedematosa e broncodilatadora, e por ser a única medicação comprovadamente capaz de reduzir a hospitalização e a mortalidade, a epinefrina é a droga de primeira escolha e deve ser administrada tão logo se tenha a suspeita diagnóstica de anafilaxia. Quando usada prontamente, reduz de maneira drástica as manifestações clínicas da anafilaxia. A evolução desfavorável e a mortalidade relacionada a essa doença tem sido atribuída à demora no reconhecimento dos sintomas e na administração da epinefrina.

A dose inicial preconizada é de 0,01 mg/kg da concentração 1:1.000 (máximo de 0,5 mg), de preferência por via intramuscular (IM), na face anterolateral da coxa (absorção mais rápida e níveis plasmáticos mais elevados, quando comparados ao subcutâneo). Nos modos mais graves ou na demora em recuperar, uma segunda dose pode ser aplicada após 5 a 15 minutos. Nas hipotensões graves refratárias ao uso de epinefrina IM e na parada cardiopulmonar, é preferível a administração por via intravenosa. Caso não ocorra melhora significativa após aplicação da epinefrina, deve-se iniciar infusão de fluido de reanimação. Não há contraindicação formal para o uso da epinefrina.

Medidas gerais de suporte – intervenção de segunda linha

Devem ocorrer simultaneamente ou imediatamente após a aplicação da epinefrina IM. Incluem a avaliação e intervenção do ABCDE:

- Permeabilizar vias aéreas.
- Garantir respiração e circulação sanguínea efetivas (oxigênio deve ser ofertado de acordo com a necessidade e da melhor maneira tolerada pelo paciente).
- Observar as condições neurológicas e o aspecto da pele.
- Estimar o peso corpóreo.

Tão logo seja possível, providenciar monitoração cardiorrespiratória e aferição de dados vitais. Deve-se identificar e afastar causas que eventualmente perpetuem o estímulo antigênico (medicamentos infundidos na veia, luvas de látex, ferrão do inseto e roupa contaminadas). Pacientes que apresentem manifestações clínicas menos intensas podem ser poupados da terapia com oxigênio, da obtenção do acesso venoso e da administração de epinefrina, mas devem permanecer sob vigilância médica (conduta controversa). Nebulização com broncodilatadores como o fenoterol [0,25 mg (1 gota)/3 kg; máximo 10 gotas, em 3 a 5 mL de soro fisiológico] ou o salbutamol [100 a 200 mcg (1 a 2 jatos) a cada 5 minutos – máximo 10 jatos] faz parte das medicações de segunda linha e devem ser empregados quando houver broncospasmo associado. Fluido intravenoso deve ser infundido na forma de solução salina, em bólus de 10 a 20 mL/kg, sob pressão, em alguns minutos e repetidas vezes, se necessário, sempre que houver resposta insatisfatória à aplicação de epinefrina, hipotensão postural à admissão e hipotensão ortostática. Não se observou diferença significativa quando da infusão de coloides, em comparação com cristaloides.

Intervenção de terceira linha

- Anti-histamínicos: deve ser aplicado somente após a injeção de epinefrina e o suporte avançado cardiorrespiratório. A droga de escolha é a difenidramina (Benadryl), cuja dose de ataque é de 1 a 2 mg/kg (no máximo 50 mg), IV, lentamente (manutenção de 5 mg/kg/dia, a cada 6 horas; dose máxima de 300 mg/dia). A combinação de anti-histamínico antagonista H1 e anti-histamínico antagonista H2 é controversa.
- Corticosteroide: não é útil no tratamento da anafilaxia aguda, mas, com base na experiência em prevenir a fase tardia de reação IgE-mediada da asma, pode ser utilizada objetivando prevenir ou melhorar a reação bifásica*. A administração de metilprednisolona, na dose de 1 a 4 mg/kg/dia, a cada 6 horas, por 4 dias, parece suficiente

*Reação bifásica: na qual ocorre recrudescimento tardio da anafilaxia. Diante da baixa probabilidade (~1,5%), o período de observação no serviço de emergência não deve exceder 4 a 6 horas, exceção válida para pacientes de risco (asmáticos, reação bifásica prévia, anafilaxia de difícil controle, necessidade de repetidas doses de epinefrina, sibilância, hipotensão, estridor).

Se a resposta ao tratamento for insatisfatória após utilização das medicações de primeira e terceira linhas, o paciente deve ser prontamente transferido à unidade de terapia intensiva, para receber cuidados adicionais.

Critérios de transferência

Transferir quando anafilaxia presumível ou:
- Insuficiência respiratória;
- Saturação de O_2 em ar ambiente abaixo de 92%;
- Pico de fluxo expiratório inferior a 40%;
- Cianose;
- Uso de musculatura acessória;
- Taquipneia grave;
- Criança sem melhora após manejo inicial;
- Quadro de angioedema associado a sintomas respiratórios, gastrintestinais ou cardiocirculatórios.

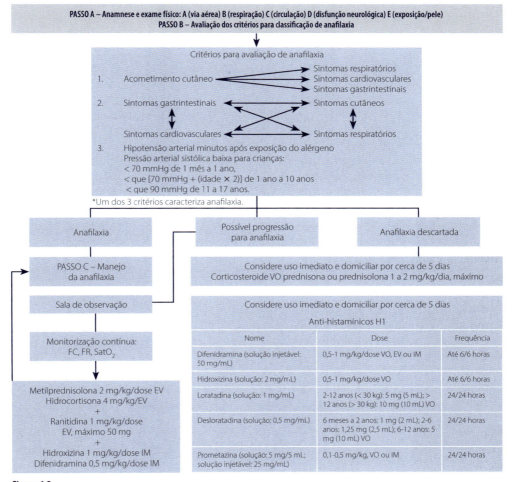

Figura 6.2

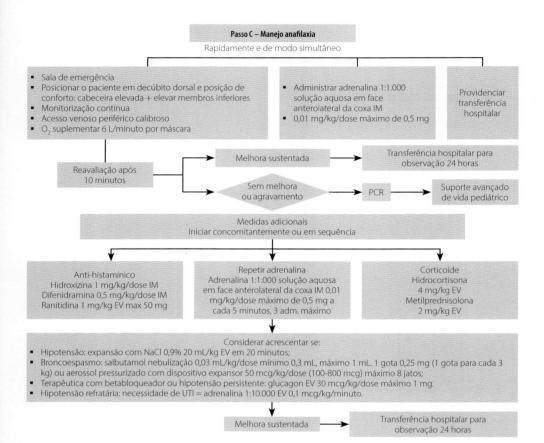

Figura 6.3

Bibliografia

- Cheng A. Emergency treatment of anaphylaxis in infants and children. Pediatric Child Health. 2011;16(1):35-40.
- Poulos LM, Waters AM, Correl PK, Loblay RH, Marks GB. Trends in hospitalizations for anaphylaxis, angioedema and urticaria in Australia,1993-1994 to 2004-2005. J Allergy Clin Immunol. 2007;120:878-84.
- Poulos LM, Waters AM, Correl PK, Loblay RH, Marks GB. Trends in hospitalizations for anaphylaxis, angioedema and urticaria in Australia,1993-1994 to 2004-2005. J Allergy Clin Immunol. 2007;120:878-84.
- Sampson HA, Munoz-Furlong A, Campbell RL, Adkinson NF Jr, Bock SA, Braem um A et al. Second symposium on the definition and management of anaphylaxis: summary report. Second National Institute of Allergy and Infectious Disease/Food. Allergy and Anaphylaxis Network symposium. J Allergy Clin Immunol. 2006;117:391-7.
- Schvartsman C, Reis AG, Farhat SCL. Pronto-socorro – Coleção Pediatria do Instituto da Criança do HCFMUSP. 3. ed. Barueri, SP: Manole, 2018.
- Silva LL, Mehr SS, Tey D, Tang MLK. Paediatric anaphylaxis: a 5 years retrospective review. Allergy. 2008;63:1071.
- Simons FER. Anaphylaxis. J Allergy Clin Immunol. 2010;125:S161-81.
- Takemoto CK, Hodding JH, Kraus DM. Lexi-Comp's Pediatric Dosage Handbook: Including Neonatal Dosing, Drug Administration, & Extemporaneous Preparations. Lexi-comp, 2004.

7 | Trauma no Adulto

Raquel Lizi Miguel
José Benedito Ramos Valladão Júnior

Considerações gerais

Com implicações sociais, econômicas e culturais, o trauma é uma condição de alta morbimortalidade, especialmente em adultos jovens.

É fundamental para um melhor desfecho a rápida identificação e abordagem das lesões que colocam a vida em risco, estabelecendo prioridades terapêuticas e tratamento rápido e eficaz.

O conhecimento do mecanismo do trauma e as condições que a vítima foi encontrada também é de grande importância na abordagem inicial.

Quadro clínico

De lesões leves e isoladas até lesões em múltiplos órgãos, o trauma pode gerar simples danos ou pode levar à morte.

O trauma crânio encefálico (TCE) é a causa mais frequente de atendimento neurocirúrgico de urgência, sendo o TCE grave a principal causa de morte em pacientes com menos de 40 anos.

Os acidentes de trânsito são a principal causa de TCE, com taxa de mortalidade entre 11 e 16 em 100 mil habitantes/ano, sendo homens mais atingidos com proporção entre 2:1 a 3:1.

Idade avançada, obesidade e comorbidades importantes estão associadas a piores desfechos após o trauma.

Diagnóstico e manejo inicial

Sempre que adentrar ao serviço, uma pessoa vítima de trauma deve ser feito uma impressão inicial e logo que reconhecido um quadro de gravidade, ou potencial gravidade, além dos sinais vitais a Avaliação Primária (ABCDE) e o problema ser tratado assim que encontrado. A partir desse momento a responsabilidade passa a ser da equipe que está prestando assistência, portanto é de suma importância que todas as medidas corretas sejam tomadas desde o início. Passar, então, para a Avaliação Secundária (exame físico completo da cabeça aos pés) com história clínica.

Avaliação primária (ABCDE)

A – Vias aéreas e coluna cervical: manter vias aéreas pérvias e proteção de coluna cervical. Se necessário, realizar manobras de abertura de vias aéreas - tração da mandíbula, se suspeita de trauma cervical; levantamento do queixo com extensão cervical, se descartado trauma cervical.

Inspecionar se há objeto estranho, sangue ou secreções na boca do paciente e retirá-los.

Se ainda assim não obtiver êxito, garantir via aérea definitiva (intubação orotraqueal ou cricotireoidostomia). Para isso, é necessário que o médico que esteja realizando o atendimento tenha a habilidade e treinamento.

B – Respiração: se ausência de respiração espontânea, realizar ventilação assistida com máscara facial e bolsa-válvula-máscara (ambu®), com válvula unidirecional e oxigênio suplementar (10 a 12 L/min O_2 a 100%). Avaliar frequência respiratória, oximetria de pulso, se uso de musculatura acessória, presença de respiração paradoxal ou tórax instável, contusões ou feridas penetrantes no tórax, estase jugular e a ausculta pulmonar que será importante para identificar a presença de hemotórax ou pneumotórax, que pode ser simples (sem repercussão hemodinâmica), ou pneumotórax hipertensivo, onde começará apresentar sofrimento da parte cardiovascular com hipotensão e taquicardia. A percussão também pode auxiliar nessa avaliação inicial.

C – Circulação e controle de hemorragias: avaliar presença de pulso, reenchimento capilar, palidez de mucosa e controlar sangramentos por meio de compressão direta. Avaliar possibilidade de sangramento oculto em tórax e abdômen. Se choque hipovolêmico, puncionar dois acessos venosos periféricos com cateter de grande calibre e administrar 2 a 3 L de ringer lactato (37 a 40 °C).

D – Neurológico: nível de consciência por meio da escala de coma de Glasgow (abertura ocular, melhor resposta verbal e melhor resposta motora). Valores entre 3 e 8 indicam intubação orotraqueal. Verificar se pupilas simétricas e fotorreagentes. Em todos os pacientes com alteração do nível de consciência, deve-se suspeitar de trauma cranioencefálico.

E – Exposição: despir a pessoa para avaliar lesões e realizar prevenção de hipotermia com manta aluminizada.

Avaliação secundária

- Entrevista (com paciente ou acompanhantes): sintomas e principal queixa, alergias, medicamentos em uso, problemas de saúde atuais, gravidez atual, horário de última ingesta de líquidos ou alimentos, ambiente do trauma.
  Em TCE, questionar sobre sinais de alerta: perda de consciência, cefaleia intensa, vômitos, sonolência, crises convulsivas e alterações motoras.
- Exame físico completo: sinais vitais, oximetria de pulso, exame de cabeça e pescoço (em especial se há distensão das veias cervicais ou desvio de traqueia), tórax, abdômen, pelve (palpação das cristas ilíacas com compressão látero-medial e anteroposterior), dorso, extremidades e exame neurológico.

A gravidade do TCE se dá de acordo com a escala de coma de Glasgow: leve 14 ou 15 pontos, moderado 9 a 13 pontos, grave 3 a 8 pontos. Para TCE leve sem complicação neurológica, recomenda-se observação clínica e medidas gerais de suporte. Não se justifica o uso rotineiro de corticosteroides no TCE.

- Exames complementares: de acordo com a suspeita diagnóstica, pode ser necessário hemograma, lactato, eletrólitos, ureia, creatinina, tipagem sanguínea, β-HCG (mulher em idade fértil), TGO, TGP, gama-GT, fosfatase alcalina, urina I, gasometria arterial, radiografias, ultrassonografia, FAST (avaliação focada com ecografia para trauma), tomografia computadorizada. Nesses casos, encaminhar o paciente ao hospital a fim de prosseguir com tais investigações.

Critérios de transferência

Encaminhar ao pronto-socorro:
- Casos de TCE moderado ou grave ou com sinais de alerta;
- Emergências após avaliação inicial;
- Sempre que o suporte disponível não for suficiente para a avaliação ou tratamento necessários (por exemplo na necessidade de exames complementares).

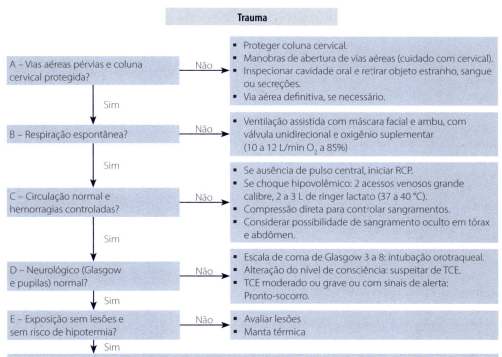

Figura 7.1 – Fluxograma.

Bibliografia

- Ali Raja, Richard D Zane. Initial management of trauma in adults. UpToDate, Oct 01, 2019. Disponível em: https://www.uptodate.com/contents/initial=-management-of-trauma-in-adults?search=trauma&source-search_result&selectedTitle=1~150&usage_type=default&display_rank=1
- American College of Surgeons Committee on Trauma. Advanced Trauma Life Support (ATLS) Student Course Manual, 9th ed, American College of Surgeons, Chicago 2012.
- Assef, José Cesar; Perlingeiro, Jacqueline Arantes Giannini; Soldá, Silvia Cristine. Emergências Cirúrgicas Traumáticas e Não Traumáticas: Condutas e Algoritmos. 1 ed. – São Paulo: Atheneu, 2012.
- Brasil. Ministério da Saúde. Secretaria de Atenção à Saúde. Protocolos de Intervenção para o SAMU 192 - Serviço de Atendimento Móvel de Urgência. Brasília: Ministério da Saúde, 2a edição, 2016.
- Ricardo Ferrada, Aurelio Rodrigues. Trauma: Sociedade Panamericana de Trauma – 2 ed – São Paulo: Atheneu, 2010.

8 | Trauma na Criança

Raquel Lizi Miguel
Renato Walch

Considerações gerais

A causa mais comum de morte em crianças e adolescentes em países desenvolvidos é o trauma. Mortes por trauma não intencional correspondem à maior perda de anos de vida potencial antes dos 65 anos (mais do que câncer, doença cardíaca ou qualquer outra causa de morte). Nos Estados Unidos, mais de 10 mil crianças morrem por ano vítimas de trauma. No Brasil, causas externas (violência e trauma) uma das principais causas de morte em crianças e adolescentes no país, chegando a 57% na faixa etária de 0 a 19 anos de acordo com o Ministério da Saúde.

É importante que o profissional de atenção primária à saúde esteja preparado para esse tipo de atendimento. O que se percebe no dia a dia, é que essas situações (de trauma) são corriqueiras e fazem parte do cotidiano de uma Unidade de Saúde.

Quadro clínico

Embora a maioria das lesões por trauma sejam leves a moderadas, é preciso preparo para identificar e tratar rapidamente as lesões graves que colocam a vida da criança em risco. Muitas vezes, os sinais de trauma aparecem de maneira tardia ou pouco específicas o que reforça a necessidade de conhecimento sobre o tema

Classificação

Uma das mais comuns se baseia em três categorias: região afetada (local ou múltipla), mecanismo (contusão ou penetrante) e gravidade (leve, moderado ou grave). Há ainda a escala de coma de Glasgow pediátrica (Tabela 8.1).

Manejo inicial

Iniciar a avaliação primária (ABCDE) e seguir para a avaliação secundária (história e exame físico completos).

O paciente estável apresenta a avaliação primária normal, com exceção de possível taquicardia por ansiedade, choro ou leve letargia (com escala de coma de Glasgow pediátrica ≥ 14).

CAPÍTULO 8

Tabela 8.1
Escala de Coma de Glasgow e Escala de Coma de Glasgow Pediátrica

Parâmetro	Escala de Coma de Glasgow[1]	Escala de Coma de Glasgow Pediátrica[2]	Pontuação
Abertura Ocular	Espontânea	Espontânea	4
	Ao comando	Ao estímulo sonoro	3
	À dor	À dor	2
	Nenhuma reação	Nenhuma reação	1
Resposta Verbal	Orientado	Vocalização apropriada para a idade, sorriso ou orientação ao som; interage (murmúrio, balbucia), segue objetos	5
	Confuso, desorientado	Choro, irritação	4
	Palavras inapropriadas	Chora ao estímulo doloroso	3
	Sons incompreensíveis	Gemido ao estímulo doloroso	2
	Nenhuma reação	Nenhuma reação	1
Resposta Motora	Obedece a comando	Movimentos espontâneos (obedece a comando verbal)	6
	Localiza dor	Retira ao toque	5
	Retira à dor	Retira à dor	4
	Flexão anormal à dor	Flexão anormal à dor (postura decorticação)	3
	Extensão anormal à dor	Extensão anormal à dor (postura descerebração)	2
	Nenhuma reação	Nenhuma reação	1
Melhor pontuação total			15

A Escala de Coma de Glasgow (ECG) resulta em uma pontuação final entre 3 e 15, sendo 3 a pior e 15 a melhor. É composta por 3 parâmetros: melhor resposta ocular (AO), melhor resposta verbal (RV) e melhor resposta motora (RM). Esses componentes devem ser registrados individualmente; por exemplo, AO2 RV3 RM4 resulta em um Escore de 9. Uma pontuação de 13 ou mais se correlaciona com lesão cerebral leve, uma pontuação de 9 a 12 se correlaciona com lesão moderada e uma pontuação de 8 ou menos representa lesão cerebral grave. A Escala de Coma de Glasgow Pediátrica foi validada em crianças com 2 anos de idade ou menos.

Em casos evidentes de trauma leve simples e superficial ou casos de trauma isolados (por exemplo, torceu o tornozelo ou foi atingido por uma bola no joelho), as avaliações primária e secundária podem ser direcionadas.

Avaliação primária (ABCDE)

- **Imobilizar coluna cervical, monitorizar e avaliar sinais vitais:** sinais vitais normais variam de acordo com idade:
  - 1 a 10 anos – o menor valor normal da pressão sistólica pode ser aproximadamente calculado: 70 mmHg + 2 × (idade em anos).

  Se não for possível determinar a idade a criança, considere um sinal de instabilidade pressão sistólica < 90 mmHg.

A – Vias aéreas

- Se obstrução de vias áreas superiores (OVAS): retirar objeto estranho/secreções da cavidade oral;

Trauma na Criança **35**

- Manobra de abertura de vias aéreas: tração da mandíbula, se possibilidade de trauma cervical;
- Levantamento do queixo com extensão cervical, apenas se descartada possibilidade de trauma cervical.
- Se fratura em face, lesão direta em via aérea ou dificuldade em manter vias aéreas pérvias, garantir via aérea definitiva (intubação orotraqueal, máscara laríngea, cricotireoidostomia).

B – Respiração

Avaliar frequência respiratória, se desconforto respiratório, se presença de hemotórax, pneumotórax ou tórax instável, contusões ou lesões penetrantes no tórax. Taxas normais:
- Idade pré-escolar: 22 a 34 ipm;
- Idade escolar: 18 a 30 ipm;
- Adolescente: 12 a 16 ipm.

Sinais de esforço respiratório aumentado: retrações, batimento de asa de nariz, gemência e cianose.

Ofertar oxigênio suplementar a 100% (máscara de alto fluxo) para oximetria com saturação < 94%.

Caso não ocorra resposta satisfatória com a suplementação de oxigênio, considere uma via aérea definitiva.

Tamanho do tubo endotraqueal sem *cuff* = idade/4 + 4 (ou 3,5 com *cuff*).

C – Circulação e controle de hemorragias

- Se pulso e respiração ausentes = iniciar RCP.
- Se sangramento ativo, é necessário controlar por meio de compressão direta.
- Se sangramento oculto em tórax (hemotórax), abdômen ou pelve:
  - Avaliar sinais de choque hipovolêmico (taquicardia, pulso filiforme, hipotensão, torporoso, confuso, tempo de enchimento capilar, pele fria, matizada, baixo ou nenhum débito urinário);
  - Puncionar acesso venoso (o mais calibroso possível e dois acessos possíveis. considere acesso intraósseo);
  - Administrar 20 mL/kg de solução salina aquecida ou ringer lactato aquecido em 10 a 20 minutos.

D – Neurológico

Nível de consciência pela escala de coma de Glasgow pediátrica (Tabela 5.1). Valores entre 3 e 8 indicam intubação orotraqueal. Verificar se pupilas simétricas, isocóricas e fotorreagentes.

E – Exposição

Despir completamente para avaliar lesões, ou sangramentos e realizar prevenção de hipotermia com manta térmica.

Repetir sinais vitais a cada 5 minutos. Continuar monitorando ABCD e resposta do paciente às medidas.

Avaliação secundária

- História completa: sintomas, alergias, medicamentos em uso, problemas de saúde, horário de última ingesta de líquidos ou alimentos, ambiente do trauma.
- Exame físico completo: sinais vitais, oximetria de pulso, exame de cabeça e pescoço, tórax, abdômen, pelve, períneo, dorso, extremidades, orifícios e exame neurológico.
- Exames complementares: de acordo com a suspeita diagnóstica, devendo o paciente ser encaminhado ao hospital a fim de prosseguir com tais investigações.

Em alguns casos de TCE, é possível manter a criança em observação sem solicitar tomografia computadorizada (TC) de crânio. Isso depende da gravidade do TCE e se há critérios de risco, como segue:

TCE leve:

- < 2 anos: TCE leve é aquele em história de trauma leve e criança está alerta e responde ao chamado ou ao toque suave.
- > 2 anos com ECGlasgow $\geq$ 14, com exame neurológico normal e sem evidência física de fratura no crânio.

Critérios de exclusão: tocotrauma, lesão penetrante, doença neurológica prévia, distúrbio de coagulação, presença de DVP ou DVE, politrauma, suspeita de maus-tratos ou negligência.

Critérios de alto risco no TCE: queda do nível de consciência, achados neurológicos focais, sinais de fratura de base de crânio, crise convulsiva, irritabilidade, fratura de crânio aguda, abaulamento de fontanela, 5 ou mais episódios de vômito ou vômitos por mais de 6 horas, perda de consciência por ao menos 1 minuto.

Ao menos 1 sinal de alto risco, TC de crânio é necessária, mesmo se TCE leve.

Critérios de risco intermediário I: 3 ou 4 episódios de vômitos, perda de consciência por menos de 1 minuto, história de letargia ou irritabilidade no momento resolvidos (principalmente se duração prolongada), preocupação do cuidador em relação ao comportamento da criança, fratura de crânio não aguda (> 24-48 horas).

Se TCE leve com ao menos 1 risco intermediário I: pode-se optar tanto por TC de crânio quanto por manter a criança em observação de 4 a 6 horas. Se surgirem sintomas no período de observação, TC é necessária.

Critérios de risco intermediário II: trauma de alta energia (ejeção, alta velocidade, queda acima de 1 metro), hematoma em crânio (especialmente se maior de 2 cm e não frontal), queda sobre superfície dura, trauma sem testemunha com possibilidade de mecanismo importante, história vaga de trauma ou ausência de história com sinais e sintomas de TCE.

Se TCE leve com ao menos 1 risco intermediário II: pode-se optar por TC de crânio, por manter a criança em observação de 4 a 6 horas, ou ainda por realizar radiografia de crânio para avaliar fraturas. Se surgirem sintomas no período de observação ou se radiografia evidencia fratura em crânio, TC é necessária.

Critérios de baixo risco: trauma de baixa energia, ausência de sinais ou sintomas, mais de 2 horas após o trauma. Maior segurança em maiores de 12 meses.

Se TCE leve e baixo risco, alta se ausência de suspeita de lesão intracraniana, exame neurológico normal, sem suspeita de maus-tratos ou negligência, facilidade para reavaliação se necessário e adulto bem orientado sobre os sinais de alerta. Após a alta, permanecerá em observação em casa por 12 a 24 horas.

Sinais de alerta (retornar para avaliação se presente): náuseas e vômitos, intolerância às mamadas, choro persistente, sonolência excessiva, hipoatividade, abaulamento de fontanela, palidez e convulsão, sangue em ouvido/nariz/boca, dor de cabeça ou tontura persistentes, alteração em marcha ou fala, assimetria de força em membros ou alteração de comportamento.

Critérios de transferência

Os pacientes que tiveram instabilidade hemodinâmica durante a avaliação, os com suspeita de lesões que necessitem exame complementar e os com complicações devem ser encaminhados ao pronto-socorro, assim como quando o suporte disponível não for suficiente para o tratamento necessário.

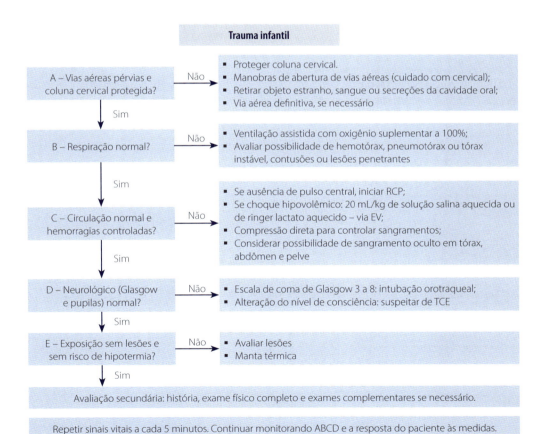

Figura 8.1 – Manejo inicial do trauma.
Fonte: Autoria própria.

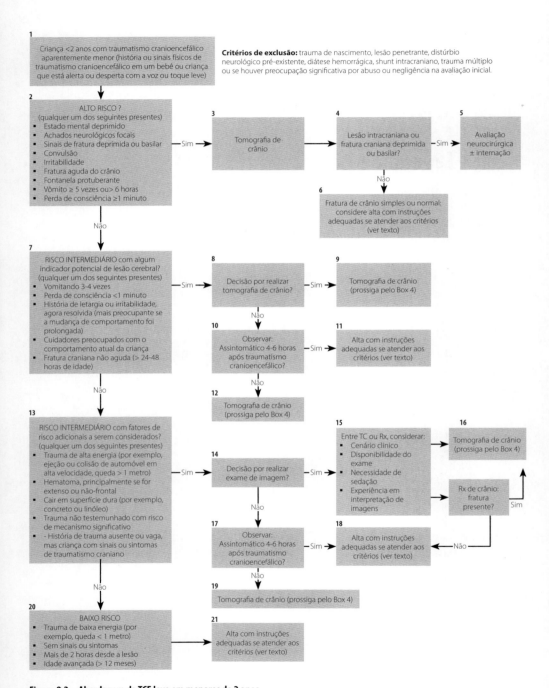

Figura 8.2 – Abordagem do TCE leve em menores de 2 anos.

Fonte: Schutzman et al. Evaluation and Management of Children Younger Than Two Years Old With Apparently Minor Head Trauma: Proposed Guidelines - Pediatrics, 2001.

Bibliografia

- https://www.uptodate.com/contents/approach-to-the-initially-stable-child-with-blunt-or-penetrating-injury?search=trauma&topicRef=6571&source=see_link
- https://www.uptodate.com/contents/classification=-of-trauma-in-children?search=trauma&topicRef=6571&source=see_link
- https://www.uptodate.com/contents/minor=-head-trauma-in-infants-and-children-management?search-trauma&source=search_result&selectedTitle=32~150&usage_type=default&display_rank=32
- https://www.uptodate.com/contents/trauma=-management-approach-to-the-unstable-child?search-trauma&source=search_result&selectedTitle=2~150&usage_type=default&display_rank=2
- Mary L.Thiessen, Dale P.Woolridge. Pediatric Minor Closed Head Injury - Pediatric Clinics of North America. 2006. Vol 53, Pag 1-26.
- Rebecca M. Cunningham, Maureen A. Walton, Patrick M. Carter. The Major Causes of Death in Children and Adolescents in the United States. N Engl J Med 2018; 379:2468-2475.
- Sara A. Schutzman et al. Evaluation and Management of Children Younger Than Two Years Old With Apparently Minor Head Trauma: Proposed Guidelines - Pediatrics. 2001, vol 107.
- Warksman, RD. Características epidemiológicas dos acidentes fatais de transporte em menores de quinze anos. Faculdade de Medicina da Universidade de São Paulo, 1995 [tese de doutorado].

SEÇÃO 2

PROBLEMAS CARDIOLÓGICOS

Coordenadores

Tatiana Milla Mandia
José Benedito Ramos Valladão Júnior

9 Crise Hipertensiva – Pressão Arterial Marcadamente Elevada

Lucas Bastos Marcondes Machado
José Benedito Ramos Valladão Júnior

Considerações gerais

As crises hipertensivas podem ser definidas como elevações de pressão arterial para níveis acima de 180 mmHg de PA sistólica e/ou acima de 120 mmHg de PA diastólica.

Pelo seu potencial de acarretar disfunção aguda ou progressiva de órgãos-alvo, pode associar-se com emergências hipertensivas.

Classificação

As crises hipertensivas podem ser divididas em:

- **Emergência hipertensiva**: paciente sintomático apresentando lesão aguda de órgão alvo gerando risco iminente de vida:
  - **Causas**: edema agudo de pulmão, síndrome coronariana aguda, dissecção de aorta, encefalopatia hipertensiva, acidente vascular cerebral, eclâmpsia, feocromocitoma, hipertensão maligna-acelerada.

> **IMPORTANTE**
> Alguns autores consideram que a classificação de urgência hipertensiva não é útil para a prática diária, podendo gerar confusão e ansiedade tanto no médico quanto no paciente. Eles sugerem focar nas causas específicas de emergência hipertensiva ou então procurar o motivo da pressão arterial marcadamente elevada.

- **Hipertensão grave descontrolada**: paciente assintomático, ausência de risco de vida iminente, ausência de lesão de órgão alvo aguda e/ou crônica:
  - **Causas**: hipertensão arterial crônica, má aderência medicamentosa.
- **Pseudocrise hipertensiva**: pressão arterial elevada por causas como ansiedade e dor, ausência de risco de vida iminente, ausência de lesão de órgão alvo aguda e/ou crônica:
  - **Causas**: ansiedade, dor, medicamentos, hipoglicemia, acidose, hipercapnia.
- **Sintomas relacionados à crise hipertensiva:**
  - Cefaleia;
  - Tontura/vertigem;
  - Náusea/vômitos;
  - Epistaxe.

- **Sinais de alerta:**
  - Rebaixamento do nível de consciência;
  - Convulsão;
  - Coma;
  - Déficit visual e/ou focal;
  - Instabilidade hemodinâmica;
  - Dor torácica;
  - Papiledema.

Diagnósticos diferenciais

Exame físico
- Geral: estado geral, agitação, cianose, perfusão, temperatura;
- Pressão arterial: aferição em ambos os membros;
- Cardíaco: pulsos, frequência cardíaca, presença de arritmias/sopros;
- Pulmonar: avaliar taquipneia, hipoxemia, estertores, sibilos, tiragens;
- Exame neurológico: avaliar presença de déficits focais;
- Fundo de olho: realização altamente recomendável em pacientes sintomáticos;
- Membros inferiores: verificar edema, descartar trombose venosa.

Exames complementares
Indicação conforme critério clínico em casos de urgência/emergência hipertensiva:
- Eletrocardiograma;
- Angiotomografia de tórax;
- Ecocardiograma;
- Radiografia de tórax;
- Tomografia de crânio;
- Laboratório: hemograma, enzimas cardíacas, ureia, creatinina, sódio, potássio, gasometria arterial.

Manejo inicial

No ambiente de atenção primária, a conduta frente a um paciente com pressão arterial marcadamente elevada deve envolver inicialmente uma anamnese e exame clínico direcionados que permitam entender tratar-se de uma pseudocrise hipertensiva, de um quadro de hipertensão descontrolada sem sintomas ou de uma emergência hipertensiva, como um infarto ou acidente vascular cerebral.

Felizmente, a maioria dos pacientes pode ser manejada com segurança na atenção primária e sem necessidade de redução abrupta da pressão arterial.

Caso se realize o diagnóstico de pseudocrise hipertensiva, recomenda-se tranquilizar e orientar o paciente, realizando medidas de controle da causa, como uso de analgésico e ansiolítico, por exemplo. No caso de um paciente com hipertensão descontrolada sem sintomas recomenda-se checar aderência a medicação, ajuste do esquema medicamentoso ou então iniciar o processo diagnóstico de uma hipertensão arterial crônica.

A seguir, nos casos de pacientes sintomáticos, recomenda-se realizar eletrocardiograma e fundo de olho de acordo com a clínica do paciente. Caso se diagnostique uma emergência hipertensiva deve-se realizar medidas iniciais de suporte e estabilização do paciente adequadas a cada patologia, seguida de transferência para unidade hospitalar:
- Medidas iniciais de suporte:
  - Sala de emergência;

Crise Hipertensiva – Pressão Arterial Marcadamente Elevada

- Monitorização: monitorização eletrocardiográfica, da pressão arterial (PA), frequência cardíaca (FC), frequência respiratória (FR), saturação de oxigênio ($SatO_2$) por oximetria de pulso e glicemia capilar;
- Oxigenoterapia: manter 5-10 L/min, enquanto prepara VNI;
- Acessos venosos calibrosos;
- Tratamento focado na patologia, por exemplo.
■ Transferência para unidade hospitalar.

IMPORTANTE — Na maioria dos pacientes assintomáticos não é adequado tratar agressivamente o valor da pressão arterial com medicamentos VO ou EV. O tratamento agudo não parece alterar revisitas ao serviço nem mortalidade do paciente com pressão marcadamente elevada sem sintomas e pode ter efeitos colaterais.

Critérios de transferência

Todos os pacientes com emergências hipertensivas devem ser transferidos ao pronto-socorro.

Evitar transferir pacientes com pressão arterial marcadamente elevada sem sintomas ao pronto-socorro. Nesses pacientes, o mais importante é o ajuste do esquema anti-hipertensivo ambulatorial e retorno precoce com seu médico.

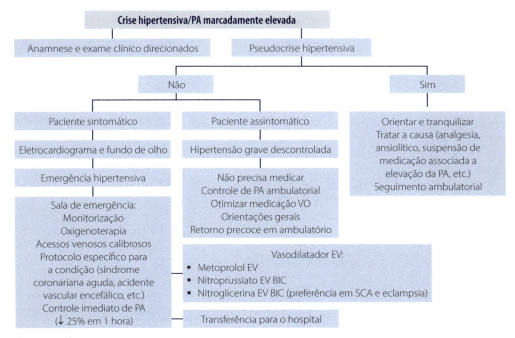

Figura 9.1 – Fluxograma.

Bibliografia

- Heath I. Hypertensive Urgency—Is This a Useful Diagnosis? JAMA Intern Med [Internet]. 2016 Jul 1];176(7):988.
- Ipek E, Oktay AA, Krim SR. Hypertensive crisis: an update on clinical approach and management. Curr Opin Cardiol. 2017;32(4):397-406.
- Johnson W, Nguyen ML, Patel R. Hypertension crisis in the emergency department. Cardiol Clin. 2012;30(4):533-43.
- Salvetti M, Paini A, Bertacchini F, Stassaldi D, Aggiusti C, Agabiti Rosei C, et al. Acute blood pressure elevation: therapeutic approach. Pharmacol Res. 2018;130:180-190. Review.
- Suneja M, Sanders ML. Hypertensive emergency. Med Clin North Am. 2017;101(3):465-78.
- Whelton PK, Carey RM, Aronow WS, Casey DE, Collins KJ, Himmelfarb CD, et al. 2017 ACC/AHA/AAPA/ABC/ACPM/AGS/APhA/ASH/ASPC/NMA/PCNA guideline for the prevention, detection, evaluation, and management of high blood pressure in adults a report of the American College of Cardiology/American Heart Association Task Force on Clinical practice guidelines. Vol. 71, Hypertension. Lippincott Williams and Wilkins; 2018. p. E13–115.

10 | Edema Agudo de Pulmão

José Benedito Ramos Valladão Júnior
Tatiana Milla Mandia

Considerações gerais

O edema agudo de pulmão é uma emergência clínica grave resultante de descompensação cardíaca e caracterizado por um quadro de insuficiência respiratória de rápido início e evolução.

Relaciona-se a um elevado risco de vida ao paciente, seja pela insuficiência respiratória aguda, seja pela exacerbação da doença cardiovascular de base.

Quadro clínico

Principais fatores de risco
- Arritmia;
- Hipertensão;
- Isquemia;
- Valvopatia.

Paciente com sinais/sintomas sugestivos:
- Dispneia de início/piora recente;
- Taquipneia;
- Tosse e expectoração rósea;
- Agitação/ansiedade;
- Sudorese excessiva;
- Hipoxemia;
- Cianose;
- Sibilância;
- Congestão pulmonar com estertores finos até ápices bilateralmente;
- Tiragem intercostal, infraclavicular, de fúrcula.

Sinais de alerta
- Rebaixamento do nível de consciência;

- Dispneia persistente e refratária;
- Hipoperfusão tecidual;
- Saturação O_2 < 90% apesar de oxigenoterapia;
- Arritmia recorrente;
- Instabilidade hemodinâmica;
- FC < 40 ou PAS < 90 mmHg.

Diagnósticos diferenciais

O diagnóstico edema agudo de pulmão é feito clinicamente na sala de emergência por meio da anamnese e exame clínico.

Exame físico
- **Geral:** estado geral regular/mal, agitação, cianose, perfusão, temperatura.
- **Cardíaco:** FC elevada, avaliar pressão arterial e presença de arritmias/sopros.
- **Pulmonar:** taquipneia, hipoxemia, congestão pulmonar com estertores finos até ápices bilateralmente, sibilos, tiragens.
- **Nível de consciência:** se rebaixamento do nível de consciência com Glasgow < 9, preparar intubação orotraqueal.
- **Membros inferiores:** verificar edema, descartar trombose venosa.

Exames complementares
- Eletrocardiograma.
- Radiografia de tórax.
- Laboratório: hemograma, enzimas cardíacas, ureia, creatinina, sódio, potássio, gasometria arterial.

Diagnósticos diferenciais
Asma, DPOC, insuficiência cardíaca descompensada, tromboembolismo pulmonar.

Manejo inicial

No ambiente de atenção primária, a conduta frente a suspeita de edema agudo de pulmão deve envolver medidas inicias de suporte e estabilização do paciente seguida de transferência para unidade hospitalar:
- Medidas iniciais de suporte:
  - Sala de emergência
  - Monitorização: monitorização eletrocardiográfica, da pressão arterial (PA), frequência cardíaca (FC), frequência respiratória (FR), saturação de oxigênio (SatO$_2$) por oximetria de pulso e glicemia capilar.
  - Oxigenoterapia: manter 5-10 L/min, enquanto prepara VNI.
  - Acessos venosos calibrosos.
  - Eletrocardiograma.

- Manter decúbito elevado com membros inferiores pendentes.
- Realizar ventilação não invasiva (VNI) na ausência de contraindicação (intolerância, trauma facial, vômitos, rebaixamento do nível de consciência com Glasgow < 9, grande quantidade de secreção em via aérea superior).
- Realizar Isordil 5 mg sublingual a cada 5 minutos, totalizando 15 mg.
- Realizar morfina 2-4 mg endovenosa.
- Realizar furosemida 0,5-1 mg/kg endovenosa.
- Considerar nitrato endovenoso: nitroprussiato ou nitroglicerina em BIC.
■ Transferência para unidade hospitalar.

Critérios de transferência

Todos os pacientes devem ser transferidos ao pronto-socorro de unidade hospitalar após medidas iniciais de suporte.

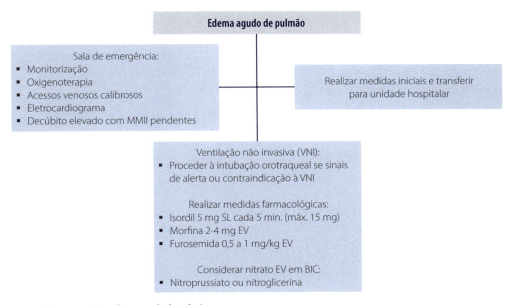

Figura 10.1 – Manejo do edema agudo de pulmão.
Fonte: Autoria própria.

Bibliografia
■ Baird A. Acute pulmonary oedema – management in general practice. Australian Family Physician Vol. 39, No. 12, december 2010.
■ Lorraine B. Ware and Michael A. Matthay, Acute Pulmonary Edema - N Engl J Med 2005;353:2788-96.
■ Sureka B, Bansal K, Arora A. Pulmonary edema - cardiogenic or noncardiogenic? J Family Med Prim Care. 2015 Apr;4(2):290.
■ Ware LB, Matthay MA. Clinical practice. Acute pulmonary edema. N Engl J Med. 2005 Dec 29;353(26):2788–96.

11 | Dor Torácica

Lucas Bastos Marcondes Machado
José Benedito Ramos Valladão Júnior

Considerações gerais

Dor torácica é um sintoma muito comum na atenção primária a saúde (APS) e tem diversos diagnósticos diferenciais. Felizmente, a maioria desses diagnósticos é de menor gravidade. A síndrome coronariana aguda é a principal condição a ser descartada frente a uma situação de urgência/emergência decorrente de uma dor torácica.

Quadro clínico

O quadro clínico de dor torácico pode apresentar-se de maneira bastante variável desde uma dor leve inespecífica até uma dor precordial súbita e intensa característica dor anginosa. Assim, para uma melhor distinção, recomenda-se uma anamnese detalhada sobre a dor (tipo, local, intensidade, duração, fatores de melhora e piora, irradiação, sintomas associados) e sua classificação conforme a divisão abaixo estipulada:

- Dor torácica definitivamente anginosa:
  - Tipo e localização: dor em aperto, retroesternal ou precordial;
  - Fatores de melhora e/ou piora: piora por esforço físico, melhora com repouso ou nitrato;
  - Irradiação e/ou sintomas associados: irradia para ombro, mandíbula ou braços e apresenta como sintomas associados dispneia, sudorese fria.
- Dor torácica provavelmente anginosa:
  - Presença de 2 dos 3 grupos de características.
- Dor torácica provavelmente não anginosa:
  - Presença de algum dos 3 grupos de características.
- Dor torácica definitivamente não anginosa:
  - Nenhuma característica da dor anginosa.

> **IMPORTANTE**
> Alguns pacientes não apresentam dor torácica como manifestação de uma síndrome coronariana aguda, podem apresentar por sua vez sintomas conhecidos como **equivalentes anginosos** (epigastralgia, náuseas, vômitos, sudorese ou dispneia). A manifestação de uma síndrome coronariana aguda, por meio de equivalentes anginosos é mais comum em: **idosos e diabéticos.**

Além disso, na anamnese deve-se procurar fatores de risco para doença cardiovascular como:

- Tabagismo;
- Antecedente de hipertensão arterial ou diabetes;
- Histórico pessoal de doença cardiovascular;
- Histórico de doença cardiovascular precoce na família.

O exame físico pode ser normal mesmo em casos de síndrome coronariana aguda, porém ele também pode fornecer algumas informações importantes para outros diagnósticos como dores musculares ou causas pulmonares para a dor:

Existem escores e ferramentas para ajudar o clínico a excluir ou não a possibilidade de causa cardíaca para a dor torácica.

Tabela 11.1						
Ferramenta de predição de doença arterial coronária para atenção primária						
Variável					Pontos	
Homem > 55 anos; mulher > 65 anos					1	
Doença coronariana ou cerebrovascular conhecida					1	
Dor não reprodutível pela palpação					1	
Dor pior durante exercício					1	
Pessoa assume que dor é cardiogênica					1	
Cut-off	Sensibilidade (IC 95%)	Especificidade (IC 95%)	RV+ (IC 95%)	RV- (IC 95%)	VPP (IC 95%)	VPN (IC 95%)
3 pontos (positivo 3-5, negativo ≤ 2 pontos)	87,1% (79,9-94,2)	80,8% (77,6-83,9)	4,52 (3,76-5,44)	0,16 (00,9-0,28)	39,6% (32,6-26,6)	97,7% (96,4-99,1)

IC = intervalo de confiança; RV+ = razão de verossimilhança positiva; RV- = razão de verossimilhança negativa; VPP = valor preditivo positivo; VPN = valor preditivo negativo. Fonte: Adaptado de Bosner et al.

Diagnósticos diferenciais

- Causas cardíacas:
  - Isquêmicas: angina estável, angina instável, infarto agudo do miocárdio.
  - Não isquêmicas: valvulopatias, dissecção aguda de aorta, pericardite.
- Causas não cardíacas:
  - Gastrintestinal: refluxo gastroesofágico, espasmo esofágico, úlcera péptica, pancreatite, colecistite.
  - Pulmonar: embolia pulmonar, pneumotórax, pleurite, pneumonia.
  - Musculoesquelética: distensão muscular, costocondrite, fratura de costela.
  - Psicogênico: transtorno ansioso, crise de pânico, hiperventilação.

Os mais importantes diferenciais no contexto da atenção primária a saúde são **problemas musculoesqueléticos, causas gastrintestinais e quadros ansiosos**. Quando se suspeita de dor anginosa é importante a classificação em angina estável e síndrome coronariana aguda.

- Angina estável – dor com características anginosas que ocorre sempre a esforços semelhantes. Muitas vezes o paciente está assintomático no momento da consulta.
- Síndrome coronariana aguda (compreende tanto angina instável quanto infarto sem supradesnivelamento do segmento ST) – dor anginosa que ocorre em repouso, ou não melhora com o repouso e nitratos, ou então de duração maior que 20 minutos.
  - A diferenciação entre um infarto e uma angina instável às vezes só é possível com solicitação de exames (marcadores de necrose miocárdica).

Manejo inicial

No ambiente da atenção primária à saúde, o mais importante é a investigação cuidadosa da origem da dor torácica. Muitas causas podem ser manejadas na atenção primária. O mesmo ocorre nos casos de angina estável, que tem diagnóstico clínico e pode ser inicialmente manejada pelo médico de família.

Nos casos suspeitos de síndrome coronariana aguda ou que não é possível excluir com segurança essa causa, o manejo deve ser o seguinte:

- Medidas iniciais de suporte:
  - Sala de emergência;
  - Monitorização: monitorização eletrocardiográfica, da pressão arterial (PA), frequência cardíaca (FC), frequência respiratória (FR), saturação de oxigênio ($SatO_2$) por oximetria de pulso e glicemia capilar;
  - Oxigenoterapia se saturação menor que 90% em ar ambiente ou desconforto respiratório;
  - Acessos venosos calibrosos;
  - Eletrocardiograma. Muitas vezes, na SCA o eletrocardiograma pode ser normal;
  - Analgesia;
  - Se suspeita de síndrome coronariana aguda:
- AAS 300 mg VO (macerado);
- Isordil 5 mg sublingual se não houver contraindicação;
- Morfina EV caso dor não melhore com nitrato;
- Transferência para ambiente hospitalar.

Critérios de transferência

Todos os pacientes com probabilidade de síndrome coronariana aguda devem ser transferidos para o pronto-socorro de unidade hospitalar após medidas iniciais de suporte para investigação com dosagem de marcadores de necrose miocárdica de modo seriado e estratificação de risco.

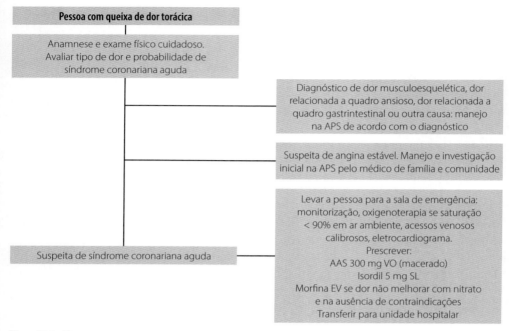

Figura 11.1 – Fluxograma.

Bibliografia

- Bösner S, Haasenritter J, Becker A, et al. Ruling out coronary artery disease in primary care: development and validation of a simple prediction rule. CMAJ. 2010;182(12):1295–1300.
- Cayley WE. Diagnosing the cause of chest pain. American family physician. 2005 Nov 15;72(10):2012-21.
- Herlon Saraiva Martins, et al. Emergências clínicas: abordagem prática. 10ª Ed. Rev. e Atual. Barueri, SP: Manole, 2015.
- Liberado Eq. Dor Torácica na Sala de Emergência: Quem Fica. Rev Soc Cardiol Estado de São Paulo. 2018;28(4):394-402.
- Nicolau JC, Timerman A, Marin-Neto JA, Piegas LS, Barbosa CJDG, Franci A, Sociedade Brasileira de Cardiologia. Diretrizes da Sociedade Brasileira de Cardiologia sobre Angina Instável e Infarto Agudo do Miocárdio sem Supradesnível do Segmento ST. Arq Bras Cardiol 2014; 102(3Supl.1):1-61.
- Panju AA, Hemmelgarn BR, Guyatt GH, Simel DL. The rational clinical examination. Is this patient having a myocardial infarction? JAMA. 1998;280(14):1256-1263.

12 Infarto Agudo do Miocárdio com Supradesnivelamento de ST

Lucas Bastos Marcondes Machado
José Benedito Ramos Valladão Júnior

Considerações gerais

A doença cardíaca isquêmica configura-se como uma das principais causas de morte da população, atingindo estimativas ao redor de 8%-9% de todas as causas de morte no Brasil. Dentro deste contexto, a atenção primária à saúde (APS) tem importante papel na cadeia de atuação frente ao infarto por ser a primeira porta de entrada ao sistema de saúde.

O papel da APS pode ser resumido em:

- Reconhecimento rápido do quadro de Infarto Agudo do Miocárdio com Supra-desnivelamento de ST (IAMCSST);
- Suporte inicial adequado;
- Rápida transferência para ambiente hospitalar;
- Trombólise pré-hospitalar em certos contextos (equipe treinada, equipamento disponível, principalmente em áreas remotas).

IMPORTANTE	Algumas revisões tem mostrado que trombólise pré-hospitalar reduz em até 1 hora o tempo da terapia de reperfusão, reduzindo complicações e mortalidade por IAMCSST. Mostra-se custo-efetiva e factível de ser realizada por profissionais da atenção primária desde que com treinamento e equipamento adequado, especialmente em locais remotos.

Quadro clínico

O IAMCSST ocorre por desprendimento de uma placa aterosclerótica, gerando oclusão do fluxo sanguíneo na artéria coronária acometida.

A pessoa normalmente se apresenta com dor torácica tipicamente anginosa, e muitas vezes a pessoa apresenta fatores de risco para doença cardiovascular. Além disso, no IAMCSST o paciente pode ter complicações como: insuficiência cardíaca, arritmias, morte súbita.

Não se pode esquecer que algumas pessoas podem não ter o quadro típico de dor, mas sim se apresentar com equivalentes anginosos, como dispneia.

Características clínicas

Diferentemente do infarto sem supra de ST, a dor ou desconforto tipicamente são mais prolongados (> 30 min) e em geral não são aliviadas com repouso ou uso de nitrato. Porém, a diferenciação entre o IAMCSST e o IAMSSST só é possível pela análise do eletrocardiograma.

Sinais de alerta
- Rebaixamento do nível de consciência;
- Déficit neurológico;
- Dispneia;
- Arritmia cardíaca;
- Instabilidade hemodinâmica;
- FC < 40 ou PAS < 90 mmHg.

Características eletrocardiográficas

São cinco as principais alterações indicativas de um infarto com supra de ST:
- Elevação do segmento ST:
  - Elevação do segmento ST ≥ 0,1 mV em duas ou mais derivações contiguas:
    - Em V2 e V3, a elevação deve ser: ≥ 0,2 mV em homens > 40 anos, ≥ 0,25 mV em homens < 40 anos e ≥ 0,15 mV em mulheres.
- Presença de **novo** bloqueio de ramo esquerdo.
- Infradesnivelamento do segmento ST ≥ 1 mV em V1 – V4.
- Elevação do segmento ST em V3R e V4R (infarto de ventrículo direito).
- Ondas T hiperagudas.

Diagnósticos diferenciais

Os principais diagnósticos diferenciais frente a suspeita de IAMCSST são:
- Edema pulmonar;
- Dissecção aguda de aorta;
- Pericardite;
- Infarto agudo do miocárdio sem supradesnivelamento de segmento ST (IAMSSST).

Manejo inicial

O tratamento do infarto envolve a reperfusão cardíaca por meio de angioplastia ou trombólise, sendo o tempo de instituição da terapia de reperfusão a variável mais importante. A angioplastia primária nem sempre é tão acessível por depender de centros especializados de hemodinâmica, restando a opção da trombólise, mais acessível. A estratégia de trombólise pré-hospitalar é uma possibilidade factível em locais que possuam condições adequadas e segurança: equipe treinada, ambulâncias equipadas, eletrocardiograma, protocolos padronizados e agentes fibrinolíticos disponíveis.

No ambiente de atenção primária, após o reconhecimento de quadro de síndrome coronariana aguda o manejo inicial deve envolver:

- Medidas iniciais de suporte:
  - Sala de emergência;
  - Monitorização: monitorização eletrocardiográfica, da pressão arterial (PA), frequência cardíaca (FC), frequência respiratória (FR), saturação de oxigênio (SatO$_2$) por oximetria de pulso e glicemia capilar;
  - Oxigenoterapia se saturação menor do que 90% em ar ambiente ou desconforto respiratório;
  - Acessos venosos calibrosos;
  - Eletrocardiograma;
  - Identificado Infarto com Supra de ST prescrever:
    - AAS 300 mg VO (macerado);
    - Clopidogrel 300 mg VO;
    - Enoxaparina 1 mg/kg SC;
    - Avaliar realização de trombólise pré-hospitalar:
      - Essa avaliação vai depender do contexto local, acesso a centros especializados em hemodinâmica, treinamento da equipe, disponibilidade de agentes fibrinolíticos e equipamentos para lidar com complicações da trombólise, em especial arritmias. Também só deve ser usado em casos em que não exista dúvida sobre o diagnóstico.
    - Transferência para ambiente hospitalar;
    - iECA + β-bloqueador + Estatina VO devem ser iniciados nas primeiras 24 horas do quadro (se não existirem contraindicações).

Terapias de reperfusão

- **Angioplastia primária:** é a primeira escolha nas situações a seguir:
  - Tempo porta-balão < 120 min. (tempo entre a identificação do paciente e a intervenção coronariana);
  - Tempo de início da dor > 12 horas;
  - Contraindicação à trombólise.
- **Trombólise:** é a primeira escolha nas situações a seguir:
  - Tempo porta-agulha < 30 min. (tempo entre a identificação do paciente e a infusão do fibrinolítico);
  - Tempo de início da dor < 12 horas.

Principais agentes fibrinolíticos e doses utilizadas

- Estreptoquinase (EK): 1.500.000 UI EV em 100 mL de SF 0,9% em 30-60 minutos;
- Alteplase (t-PA): 15 mg EV em bólus + 0,75 mg/kg em 30 min. + 0,5 mg/kg em 60 min;
- Reteplase (rt-PA): 10 unidades (em 2 min.) e 10 unidades após 30 min;
- Tenecteplase (TNK-tPA): bólus único de acordo com peso: 30 mg se < 60 kg, 35 mg se entre 60-70 kg, 40 mg se 70-80 kg, 45 mg se 80-90 kg, 50 mg se > 90 kg.

Contraindicações absolutas à trombólise

- Dano ou neoplasia no sistema nervoso central;
- Qualquer sangramento intracraniano prévio;
- Acidente vascular cerebral isquêmico nos últimos três meses;
- Trauma craniano ou facial significante nos últimos três meses;
- Qualquer lesão vascular cerebral conhecida (malformação arteriovenosa);
- Suspeita de dissecção de aorta;
- Discrasia sanguínea;
- Sangramento ativo ou diátese hemorrágica (exceto menstruação).

Critérios de transferência

Após o reconhecimento de infarto com supra de ST, **todos** os pacientes devem ser prontamente transferidos para ambiente hospitalar. As medidas iniciais e trombólise pré-hospitalar podem inclusive ser instituídas dentro da ambulância no deslocamento ao hospital.

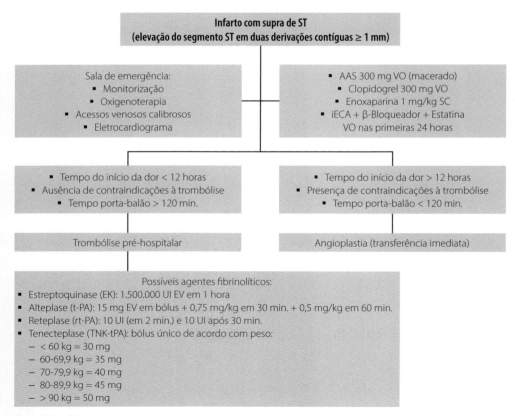

Figura 12.1 – Fluxograma.

Bibliografia

- Herlon Saraiva Martins; et al. Emergências clínicas: abordagem prática. 10ª Ed. Rev. e Atual. Barueri, SP: Manole, 2015.
- Ilbanez B, James S, Agewall S, Antunes MJ, Bucciarelli-Ducci C, Bueno H, et al. 2017 ESC Guidelines for the management of acute myocardial infarction in patients presenting with ST-segment elevation: The Task Force for the management of acute myocardial infarction in patients presenting with ST-segment elevation of the European Society of Cardiology (ESC). Eur Heart J. 2018; 39(2):119-177.
- McCaul, M., Lourens, A., & Kredo, T. (2014). Pre-hospital *versus* in-hospital thrombolysis for ST-elevation myocardial infarction. The Cochrane database of systematic reviews, 2014(9), CD010191.
- Piegas LS, Timerman A, Feitosa GS, Nicolau JC, Mattos LAP, Andrade MD, et al. V Diretriz da Sociedade Brasileira de Cardiologia sobre Tratamento do Infarto Agudo do Miocárdio com Supradesnível do Segmento ST. Arq Bras Cardiol. 2015; 105(2):1-105
- Yayehd K, Ricard C, Ageron FX, Buscaglia L, Savary D, Audema B, et al. Role of primary care physicians in treating patients with ST-segment elevation myocardial infarction located in remote areas (from the REseau Nord-Alpin des Urgences [RENAU], Network). Eur Hear journal Acute Cardiovasc care. 2015 Feb 1;4(1):41-50.

13 | Síncope

Tatiana Milla Mandia
José Benedito Ramos Valladão Júnior

Considerações gerais

Síncope é uma síndrome clínica na qual ocorre perda transitória de consciência causada por um período de fluxo cerebral inadequado de nutrientes, sendo geralmente resultado de uma queda abrupta da pressão arterial sistêmica.

Estima-se que cerca de 20% da população apresente ao menos um episódio de síncope ao longo da vida e a causa pode manter-se desconhecida em até um terço dos casos.

Quadro clínico

Quadro clínico é caracterizado por perda súbita e transitória de consciência com perda do tônus postural. Sua duração é relativamente curta (8 a 10 segundos) e por definição é autolimitada, apresentando resolução espontânea.

Sinais de alerta

- Rebaixamento do nível de consciência;
- Déficit neurológico;
- Dispneia persistente e refratária;
- Hipoperfusão tecidual;
- Saturação O_2 < 90% apesar de oxigenoterapia;
- Dor torácica anginosa;
- Arritmia cardíaca;
- Instabilidade hemodinâmica;
- FC < 40 ou PAS < 90 mmHg.

Diagnóstico diferencial

O diagnóstico de síncope é feito clinicamente e é essencial distinguir a verdadeira síncope, que se associa a condições mais graves e piores desfechos, de outras causas de perda transitória de consciência.

Critérios necessários para o diagnóstico de síncope

- Evento súbito;
- Perda de consciência;
- Perda do tônus postural;
- Recuperação rápida;
- Recuperação completa;
- Melhora espontânea.

A avaliação deve ser direcionada para verificação de achados que possam sugerir causa cardíaca:

- **Anamnese:** ausência de pródromos, síncope ao esforço, antecedente de doença cardiovascular, antecedente familiar de morte súbita, sem sintomas residuais, dor torácica e/ou palpitações.
- **Exame físico:** sopro importante, aumento da área cardíaca (desvio de *ictus*), sinais de insuficiência cardíaca.
- **ECG:** taqui ou bradiarritmias, sobrecarga de ventrículo esquerdo, área inativa, sinais sugestivos de isquemia (infra ou supra-ST), QT longo, PR curto e onda delta, sinais de disfunção de marca-passo.

Causas e diagnósticos diferenciais de perda transitória de consciência

- **Causas de perda transitória de consciência não síncope:**
  - **Causas metabólicas:** hipoglicemia, desidratação, distúrbios hidreletrolíticos, hipoxemia, intoxicação exógena.
  - **Causas neurológicas:** acidente vascular cerebral/acidente isquêmico transitório, trauma cranioencefálico, crise convulsiva.
  - **Causas psiquiátricas:** transtorno somatoforme, fobias específicas, crise de ansiedade.
- **Causas de síncope verdadeira:**
  - **Hipotensão postural:** relacionado a medicamentos (diuréticos tiazídicos ou de alça, antidepressivos, bloqueadores dos canais de cálcio di-hidropiridínicos, nitratos, bloqueadores alfa e outros vasodilatadores), depleção do volume (perda sanguínea, vômitos/diarreias, diminuição da sede em idosos), falha autonômica (Parkinson, demência por corpos de Lewy, diabetes *mellitus*, amiloidose, lesões na medula espinhal, neuropatia autoimune, Guillain-Barré, neuropatia paraneoplásica).
  - **Causas mediadas por reflexo:** situacional, síncope vasovagal ortostática (geralmente após tempo prolongado em pé e/ou em ambiente quente/fechado, etc.), síncope vasovagal emocional (secundária ao medo, dor, procedimento médico, etc.), síncope reflexa de gatilho desconhecido, hipersensibilidade do seio carotídeo.
  - **Causas cardíacas:** taqui/bradiarritimias, valvulopatias, insuficiência cardíaca, anomalias congênitas, doença coronariana, derrame pericárdico.
  - **Causas cardiopulmonares:** dissecção de aorta, embolia pulmonar, hipertensão pulmonar.

Manejo inicial

No ambiente de atenção primária, a conduta frente à síncope com sinais de instabilidade deve envolver medidas iniciais de suporte e estabilização do paciente, seguidas de transferência para unidade hospitalar:

- Medidas iniciais de suporte:
  - Sala de emergência;
  - Monitorização: monitorização eletrocardiográfica, da pressão arterial (PA), frequência cardíaca (FC), frequência respiratória (FR), saturação de oxigênio (SatO$_2$) por oximetria de pulso e glicemia capilar;
  - Oxigenoterapia: manter 5-10 L/min, enquanto prepara VNI;
  - Acessos venosos calibrosos;
  - Eletrocardiograma.
- Transferência para unidade hospitalar.

Nos pacientes sem critérios de instabilidade, deve ser realizada Anamnese e Exame Físico Direcionados, Aferir Pressão Arterial (supina e ortostática), Realizar Glicemia Capilar, Realizar Eletrocardiograma. Conforme o resultado dessa avaliação clínica, o paciente deve ser submetido a tratamento específico e seguimento ambulatorial. Nos casos sugestivos de causa cardíaca, deve-se proceder à transferência para pronto-socorro com o intuito de aprimoramento investigativo.

Critérios de transferência

- Perda de consciência com sinais de instabilidade;
- Síncope sugestiva de causa cardíaca.

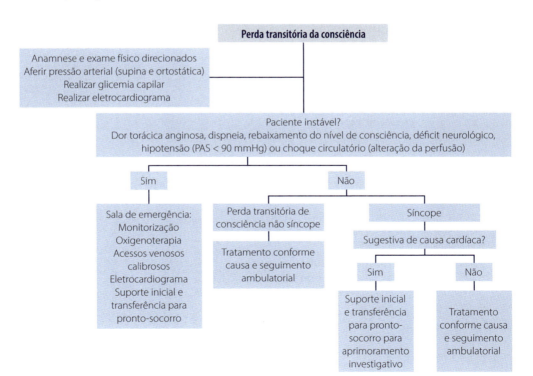

Figura 13.1 – Fluxograma.

Bibliografia

- Brignole M, Moya A, Lange FJ, et al. 2018 ESC Guidelines for the diagnosis and management of syncope, European Heart Journal, Volume 39, Issue 21, 01 June 2018, Pages 1883-1948.
- Costantino G, Sun BC, Barbic F, et al. Syncope clinical management in the emergency department: a consensus from the first international workshop on syncope risk stratification in the emergency department. Eur Heart J 2016;37:1493-1498.
- Shen WK, Sheldon RS, Benditt DG, et al. 2017 ACC/AHA/HRS Guideline for the Evaluation and Management of Patients With Syncope: A Report of the American College of Cardiology/American Heart Association Task Force on Clinical Practice Guidelines, and the Heart Rhythm Society. J Am Coll Cardiol 2017.

14 | Taquiarritmia no Adulto

José Benedito Ramos Valladão Júnior
Tatiana Milla Mandia

Considerações gerais

As taquiarritmias são enfermidades cardiológicas definidas pelo aumento da frequência cardíaca (FC) em níveis acima de 100 batimentos por minuto (bpm).

Além do seguimento conjunto ao cardiologista de pacientes como arritmias crônicas, o médico de atenção primária pode se deparar em sua prática com episódios agudos de taquiarritmia. Nesses casos, o seu papel oferecendo manejo inicial adequado possibilita estabilização hemodinâmica e evita-se complicações (como infarto e acidente vascular cerebral) e, eventualmente, uma morte iminente.

Quadro clínico

Principais fatores de risco

- Insuficiência cardíaca;
- Isquemia miocárdica;
- Tromboembolismo;
- Álcool e drogas;
- Hipo/hipertireoidismo;
- Distúrbios hidreletrolíticos;
- Problemas cardíacos congênitos;
- Doença pulmonar crônica.

Paciente com sinais/sintomas sugestivos

Em geral, surgem em episódios nos quais a frequência cardíaca encontra-se acima de 150 bpm.

- Palpitações;
- Tonturas;
- Síncope;
- Dor no peito;
- Dor no pescoço;

- Dispneia;
- Fraqueza;
- Agitação.

Sinais de alerta

- Síncope;
- Dor torácica anginosa;
- Dispneia secundária a congestão pulmonar;
- Rebaixamento do nível de consciência;
- Hipotensão (PAS < 90 mmHg) ou choque circulatório (alteração da perfusão).

Diagnósticos diferenciais

O diagnóstico é definido pela avaliação de eletrocardiograma ou monitor cardíaco.

Exame físico

- **Geral:** estado geral regular/mal, avaliar perfusão.
- **Cardíaco:** FC elevada, pulso rápido e irregular, avaliar pressão arterial.
- **Pulmonar:** taquipneia, avaliar congestão pulmonar.
- **Neurológico:** avaliar nível de consciência (escala de coma de Glasgow).
- **Membros inferiores:** verificar edema, descartar trombose venosa.

Exames complementares

- Eletrocardiograma.
- Radiografia de tórax.
- Laboratório: hemograma, enzimas cardíacas, ureia, creatinina, sódio, potássio, gasometria arterial.

Diagnósticos diferenciais

- Asma, DPOC, insuficiência cardíaca descompensada, tromboembolismo pulmonar, distúrbio psiquiátrico.

Manejo inicial

A conduta frente a suspeita de uma taquiarritmia cardíaca deve envolver:
- Avaliação do paciente em sala de emergência:
  - Realizar monitorização eletrocardiográfica, da pressão arterial (PA), frequência cardíaca (FC), frequência respiratória (FR), saturação de oxigênio (SatO$_2$) por oximetria de pulso e glicemia capilar.
  - Oxigenoterapia: manter 2-5 L/min.
  - Acessos venosos calibrosos.
- Reconhecer instabilidade: a presença de qualquer um dos sinais de alerta apontados previamente indica uma taquiarritmia instável.

- Instável = proceder imediatamente à cardioversão elétrica sincronizada (CVES).
- Estável = avaliar ECG de 12-derivações.

Protocolo de Cardioversão Elétrica Sincronizada (CVES)
- Informar o paciente sobre o procedimento
- Analgesia: morfina (1 a 2 mg EV) ou fentanil (1 a 2 mcg/kg EV).
- Sedação: midazolam 3-5 mg bólus (repetir até sedação) ou etomidato 20 mg bólus (2 min após fentanil) ou propofol 30-50 mg bólus (máximo até 200 mg).
- Ventilar o paciente com dispositivo bolsa-válvula-máscara (Ambu)
- Material de intubação orotraqueal preparado (caso houver necessidade)
- Sincronização ao ritmo cardíaco.
- Cardioverter: dose de energia progressiva em caso de não reversão no primeiro choque.
  - Aparelho monofásico: 50 J – 100 J – 200 J – 300 J – 360 J
  - Aparelho bifásico: 100 J – 150 J – 200 J
Obs.: Na fibrilação atrial, iniciar com 200 J. No *flutter* atrial, iniciar com 50 J.

Fonte: Autoria própria.

- Definição diagnóstica da taquiarritmia: por meio do traçado em monitor cardíaco e/ou eletrocardiograma (idealmente, ECG com 12-derivações).
  - QRS largo (≥ 120 ms):
    - Taquicardia ventricular (TV) monomórfica: cardioversão química com amiodarona 150 mg EV em 10 min, considerar CVES.
    - Taquicardia ventricular (TV) polimórfica:
      - *Torsades de pointes:* sulfato de Mg 1 a 2 g EV em 5 a 60 min, considerar desfibrilação.
      - Não *Torsades*: amiodarona 150 mg EV em 10 min, considerar desfibrilação.
  - QRS estreito (< 120 ms):
    - RR irregular: fibrilação atrial, *flutter* atrial, bloqueio atrioventricular variável, taquicardia atrial multifocal.
      - Controle de frequência cardíaca:
        - Metoprolol 5 mg EV em 5 min (máx. 15 mg);
        - Diltiazen 0,25 mg/kg EV;
        - Verapamil 5-10 mg EV;
        - Amiodarona 150 mg EV em 10 min.
    - RR regular:
      - Realizar manobra vagal!;
        - Reversão do ritmo;
        - Redução da FC: tratamento específico;
        - Sem efeito: adenosina EV em bólus (até 3 doses se não reverter, iniciando em 6 mg, progredindo para 12 mg e 12 mg).
    - Reversão do ritmo: taquicardia por reentrada nodal (TRN), taquicardia por reentrada atrioventricular (TAV).
    - Sem efeito ou redução da FC: considerar *flutter* atrial, taquicardia juncional, taquicardia atrial, taquicardia sinusal. Realizar controle de frequência cardíaca:
      - Metoprolol 5 mg EV em 5 min (máx. 15 mg);
      - Diltiazen 0,25 mg/kg EV;

- Verapamil 5-10 mg EV;
- Amiodarona 150 mg EV em 10 min.

■ Após medidas inicias de suporte e estabilização do paciente prosseguir com transferência para pronto-socorro de unidade hospitalar.

Critérios de transferência

■ Todos os pacientes devem ser transferidos para pronto-socorro de unidade hospitalar após medidas iniciais de suporte.

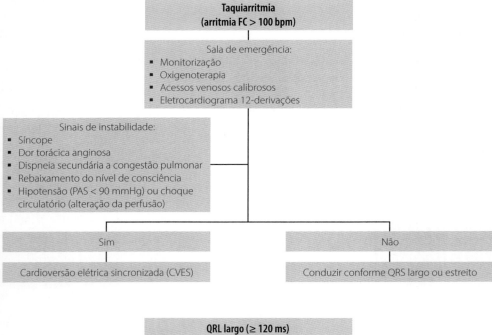

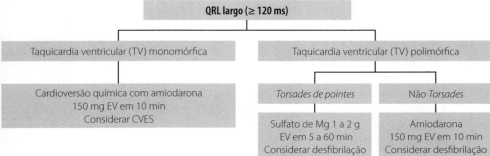

Figura 14.1 – Manejo da taquiarritmia.

Continua...

Continuação

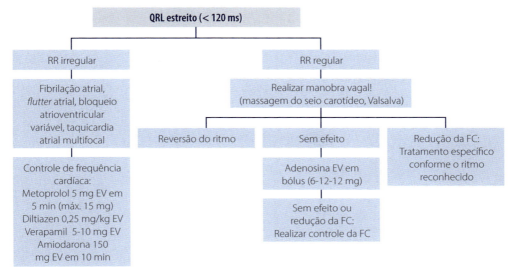

Figura 14.1 – Manejo da taquiarritmia.
Fonte: Autoria própria.

Bibliografia

- Al-Khatib SM, Stevenson WG, Ackerman MJ et al. AHA/ACC/ HRS guideline for management of patients with ventricular arrhythmias and the prevention of sudden cardiac death: a report of the American College of Cardiology Foundation/ American Heart Association Task Force on Clinical Practice Guidelines and the Heart Rhythm Society. Circulation 2017;138:e272–e391 doi: https://doi.org/10.1161/ CIR.0000000000000549.
- Ganem F, Cardoso LF. Manual de Emergências Clínicas. Série Rotinas nas Emergências do Hospital Sírio-Libanês. 1. ed. Rio de Janeiro: Atheneu, 2018.
- January CT, Wann LS, Calkins H, Chen LY, Cigarroa JE, Cleveland JC Jr, Ellinor PT, Ezekowitz MD, Field ME, Furie KL, Heidenreich PA, Murray KT, Shea JB, Tracy CM, Yancy CW. 2019 AHA/ACC/HRS focused update of the 2014 AHA/ACC/HRS guideline for the management of patients with atrial fibrillation: a report of the American College of Cardiology/American Heart Association Task Force on Clinical Practice Guidelines and the Heart Rhythm Society. Circulation. 2019;140:e125– e151. doi: 10.1161/CIR.0000000000000665.
- National Institute for Health and Care Excellence. Palpitations. Scenario: current palpitations. 2015.
- Velasco IT. Emergências Clínicas – Abordagem Prática, 13ª Edição, 2018.

15 | Bradiarritmia no Adulto

José Benedito Ramos Valladão Júnior
Tatiana Milla Mandia

Considerações gerais

As bradiarritmias compreendem diversos transtornos do ritmo cardíaco que se definem pela diminuição da frequência cardíaca (FC) em níveis abaixo de 60 batimentos por minuto (bpm).

Os principais papéis do profissional de atenção primária do manejo agudo de uma bradiarritmia se relacionam a: reconhecimento, suporte inicial e estabilização para o tratamento hospitalar definitivo por meio da colocação de marca-passo nos casos de bradiarritmia persistentes ou instáveis.

Quadro clínico

Principais causas

- Intrínsecas:
  - Isquemia;
  - Cardiomiopatias;
  - Doença de Chagas;
  - Doença do nó sinusal;
  - Endocardite infecciosa;
  - Cardiopatia reumática;
  - Doenças de depósito;
  - Colagenoses.
- Extrínsecas:
  - Medicamentosas: betabloqueador, bloqueador de canal de cálcio, digitálicos, antiarrítmicos, lítio, amitriptilina, fenitoína;
  - Hipo/hipercalemia;
  - Hipotireoidismo;
  - Hipotermia.

Paciente com sinais/sintomas sugestivos

- Em geral, surgem em episódios nos quais a frequência cardíaca encontra-se abaixo de 50 bpm:
  - Síncope ou pré-síncope;
  - Precordialgia;
  - Palpitações;
  - Tonturas;
  - Dispneia;
  - Fraqueza;
  - Hipotensão;
  - Sudorese fria;
  - Congestão pulmonar;
  - Queda do nível de consciência.

Sinais de alerta

- Síncope;
- Dor torácica anginosa;
- Dispneia secundária a congestão pulmonar;
- Rebaixamento do nível de consciência;
- Hipotensão (PAS < 90 mmHg) ou choque circulatório (alteração da perfusão).

Diagnósticos diferenciais

O diagnóstico é definido pela avaliação de eletrocardiograma ou monitor cardíaco.

Exame físico

- **Geral:** estado geral regular/mal, avaliar perfusão;
- **Cardíaco:** FC diminuída, pulso fraco e irregular, avaliar pressão arterial;
- **Pulmonar:** taquipneia, avaliar congestão pulmonar;
- **Neurológico:** avaliar nível de consciência (escala de coma de Glasgow);
- **Membros inferiores:** verificar edema, descartar trombose venosa.

Exames complementares

- Eletrocardiograma;
- Radiografia de tórax;
- Laboratório: hemograma, enzimas cardíacas, ureia, creatinina, sódio, potássio, gasometria arterial, TSH, sorologia para Chagas.

Diagnósticos diferenciais

- Asma, DPOC, insuficiência cardíaca descompensada, tromboembolismo pulmonar, distúrbio psiquiátrico.

Manejo inicial

A conduta frente a suspeita de uma bradiarritmia cardíaca deve envolver:

- Avaliação do paciente em sala de emergência:
    - Realizar monitorização eletrocardiográfica, da pressão arterial (PA), frequência cardíaca (FC), frequência respiratória (FR), saturação de oxigênio (SatO$_2$) por oximetria de pulso e glicemia capilar.
    - Oxigenoterapia: manter 2-5 L/min.
    - Acessos venosos calibrosos.
- Reconhecer instabilidade: a presença de qualquer um dos sinais de alerta apontados previamente indica uma bradiarritmia instável.
    - Instável = realizar imediatamente Atropina 0,5 mg EV e repetir a cada 5 minutos até 3 mg, enquanto transfere para pronto-socorro para que se coloque marca-passo.
    - Estável = avaliar ECG de 12-derivações.

- Bloqueio atrioventricular (BAV) total ou 2º grau Mobitz II: manter suporte e transferir para pronto-socorro para que se coloque marca-passo.
- Bradicardia sinusal, pausa sinusal, ritmo juncional, BAV 1º grau ou 2º grau Mobitz I: suporte, seguimento ambulatorial para investigação e controle de causa com encaminhamento para avaliação ambulatorial com cardiologista.

Critérios de transferência

Devem ser transferidos para pronto-socorro de unidade hospitalar após medidas iniciais de suporte:
- Bradiarritmia instável;
- Bloqueio atrioventricular total;
- Bloqueio atrioventricular 2º grau Mobitz II.

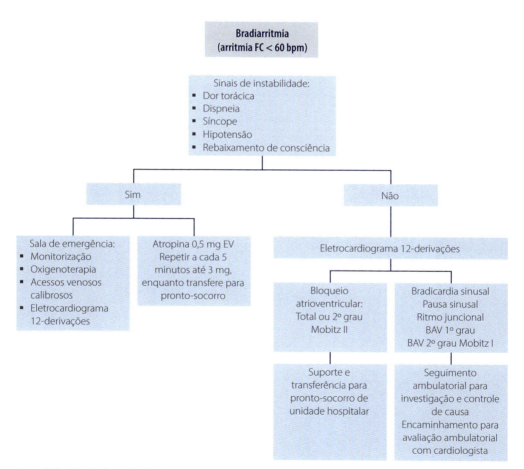

Figura 15.1 – Manejo da bradiarritmia.
Fonte: Autoria própria.

Bibliografia

- Da Costa D, Brady WJ, Edhouse J. Bradycardias and atrioventricular conduction block. BMJ 2002;324(7336).
- Ganem F, Cardoso LF. Manual de Emergências Clínicas. Série Rotinas nas Emergências do Hospital Sírio-Libanês. 1. ed. Rio de Janeiro: Atheneu, 2018.
- Kusumoto FM, Schoenfeld MH, Barrett C et al. ACC/AHA/ HRS guideline on the evaluation and management of patients with bradycardia and cardiac conduction delay: a report of the American College of Cardiology/American Heart Association Task Force on Clinical Practice Guidelines and the Heart Rhythm Society. J Am Coll Cardiol. 2018;S0735-1097(18):38984–8. https://doi.org/10.1016/j. jacc.2018.10.043.
- Mangrum JM, DiMarco JP. The evaluation and management of bradycardia. N Engl J Med.2000 Mar 9;342(10):703-9.
- Velasco IT. Emergências Clínicas – Abordagem Prática, 13ª Edição, 2018.

16 | Arritmias Agudas na Criança

Rosiane Aparecida Turim Gomes Pinho
José Benedito Ramos Valladão Júnior

Considerações gerais

Arritmias são distúrbios do ritmo cardíaco que geralmente ocorrem por alterações no sistema de condução ou devido a lesões do próprio tecido cardíaco. Apesar de menos frequentes nas crianças, são condições potencialmente graves que devem ser reconhecidas e adequadamente manejadas.

Quadro clínico

Sinais e sintomas
- Palpitações;
- Dispneia;
- Fadiga;
- Irritabilidade.

Sinais de alerta
- Precordialgia;
- Tontura/síncope;
- Rebaixamento do nível de consciência;
- Palidez/cianose;
- Hipotensão;
- Tempo de enchimento capilar prolongado/extremidades frias;
- Desconforto respiratório/hipoxemia;
- Sinais de insuficiência cardíaca congestiva.

Diagnósticos diferenciais

- A suspeita ocorre pela história clínica mais ausculta cardíaca. Caso a frequência cardíaca esteja abaixo ou acima do valor esperado para a idade, ou o ritmo esteja irregular, deve proceder-se à realização do eletrocardiograma.
- A interpretação do ECG em relação à morfologia dos distúrbios rítmicos é a mesma da dos adultos.

Tipos de arritmias e causas

Bradiarritmias
- Sinusal: hipoxemia, intoxicações, distúrbios hidreletrolíticos, infecções, apneia do sono, hipoglicemia, hipotireoidismo e hipertensão intracraniana;

Tabela 16.1			
Sinais vitais de acordo com a idade			
Idade	*Frequência cardíaca*	*Pressão arterial (PAs × PAd)*	*Frequência respiratória*
Prematuro	110-170	55-75 × 35-45	40-70
0-3 meses	110-160	65-85 × 45-55	35-55
3-6 meses	110-160	70-90 × 50-65	30-45
6-12 meses	90-160	80-100 × 55-65	22-38
1-3 anos	80-150	90-105 × 55-70	22-30
3-6 anos	70-120	95-110 × 60-75	20-24
6-12 anos	60-110	100-120 × 60-75	16-22
> 12 anos	60-100	110-135 × 65-85	12-20

Fonte: General Vital Signs and Guildelines. American Heart Association, PALS - Pediatric Advanced Life Support – Algorithms 2019.

- Por parada do nó sinusal (ritmos de escape atrial, escape juncional ou escape ventricular);
- Por bloqueio AV:
  - 1º grau: doença intrínseca do nó AV, aumento do tônus vagal, miocardite, distúrbios hidreletrolíticos, intoxicações e febre reumática;
  - 2º grau: Mobitz I: intoxicações, condições que estimulem o tônus parassimpático e infarto agudo do miocárdio – Mobitz II: lesão orgânica das vias de condução, aumento do tônus parassimpático e infarto de miocárdio;
  - 3º grau: doença ou lesão do sistema de condução, infarto do miocárdio, bloqueio AV congênito, miocardite, intoxicação ou aumento do tônus parassimpático.

Taquiarritmias
- Sinusal: hipóxia tecidual, hipovolemia, febre, estresse metabólico, dor, ansiedade, intoxicações e anemia;
- Supraventricular: reentrada por via acessória, reentrada no nó AV ou foco atrial ectópico – mais comum em crianças que foram submetidas a cirurgias cardíacas reparadoras;
- Ventricular: incomum nas crianças – pode ser secundária a cardiopatias congênitas, síndrome do QT prolongado, miocardite, distúrbios hidreletrolíticos e intoxicações.
  Obs.: fazer diagnóstico diferencial com taquicardia supraventricular com condução aberrante.

Manejo inicial

- Para todos os casos: ECG, monitorização (FC, $SatO_2$, PA), avaliar permeabilidade de vias aéreas, oferecer oxigenoterapia, se necessário, e garantir acesso venoso.
- Acionar transporte para serviço de urgência.

Bradiarritmias

- FC < 60 bpm com perfusão inadequada: iniciar massagem cardíaca – a relação entre massagem cardíaca e ventilação deve ser idêntica ao atendimento da PCR na criança. Se não houver melhora após o início da massagem, utilizar drogas:
  - Epinefrina 0,01 mg/kg (diluição de 1:10.000 – 0,1 mL/kg). Repetir a cada 3-5 min conforme necessário.

Arritmias Agudas na Criança **77**

- Atropina: utilizar nos casos de aumento do tônus vagal, nas intoxicações por drogas colinérgicas (p. ex., organofosforado) ou em bloqueio AV. Dose: 0,02 mg/kg (min 0,1 mg – máx. 0,5 mg por dose). Se necessário, repetir 1 vez.
- Marca-passo (especialista) está indicado no bloqueio AV total ou nas disfunções do nó sinusal.
- Se paciente estável: garantir medidas de suporte em sala de emergência enquanto aguarda transporte para unidade de referência.

Taquiarritmias

- Taquicardia sinusal: deve ser baseado no tratamento da causa de base.
- Taquicardia supraventricular ("QRS estreito"):
  - Manobra vagal (até estabelecer acesso venoso) → em lactentes, colocar bolsa com gelo ou água gelada na face e nos olhos, tomando cuidado para não cobrir as vias aéreas. Para crianças mais velhas, pedir que soprem um canudo obstruído ou uma bexiga.
  - Adenosina 0,1 mg/kg (máx. 6 mg); uma segunda dose pode ser feita com 0,2 mg/kg (máx. 12 mg).
  - Se impossibilidade de acesso EV/IO ou falha com adenosina → cardioversão sincronizada: carga inicial de 0,5-1 J/kg, que pode aumentar para 2 J/kg nas cargas subsequentes.
    Obs.: se paciente instável, fazer o que for mais rápido para a correção da taquiarritmia (se acesso EV: adenosina, se não: cardioversão).
- Taquicardia ventricular ("QRS alargado"):
  - Se não houver pulso central: iniciar protocolo PCR
  - Se houver pulso central, **sem** sinais de má perfusão tecidual ou choque: considerar o uso de antiarrítmicos, como Amiodarona (5 mg/kg em 20-30 min). Caso não haja reversão, pode-se fazer a cardioversão elétrica sincronizada com carga inicial de 0,5 a 1 J/kg e cargas subsequentes de 2 J/kg.
    - A adenosina pode ser usada nos casos de dúvida no diagnóstico da taquiarritmias, para a diferenciação entre taquicardia supraventricular com condução aberrante (QRS alargado) e taquicardia ventricular.
  - Se houver pulso central com sinais de má perfusão: cardioversão elétrica sincronizada, o mais rápido possível.
  - Na taquicardia ventricular tipo *Torsade de pointes*, considerar o uso de sulfato de Mg 25-50 mg/kg EV (máx. 2 g) em 10-20 min.
    Obs.: em todos os casos tentar identificar o fator causal e corrigi-lo, quando possível.

Critérios de transferência

- Toda arritmia aguda em crianças deve ser transferida à unidade de urgência para avaliação e conduta especializadas, excetuando-se somente casos de arritmias sinusais em pacientes estáveis, com causas reversíveis bem definidas.
- Enquanto realiza a transferência:
  - Manter monitorização, oxigenoterapia e acesso venoso, assim como medidas de suporte em caso de instabilidade hemodinâmica ou respiratória.

Tabela 16.2
Medicações e doses

Epinefrina	0,01 mg/kg EV/IO Diluição 1:10.000 → 0,1 mL/kg Repetir a cada 3-5 minutos
Atropina	0,02 mg/kg EV/IO (0,1-0,5 mg por dose) Se necessário, repetir uma vez
Adenosina	1ª dose: 0,1 mg/kg EV/IO (máx.: 6 mg) 2ª dose: 0,2 mg/kg EV/IO (máx.: 12 mg)
Amiodarona	5 mg/kg EV/IO em 20-30 min
Procainamida	15 mg/kg EV/IO

Fonte: American Heart Association, PALS – Pediatric Advanced Life Support – Algorithms 2019.

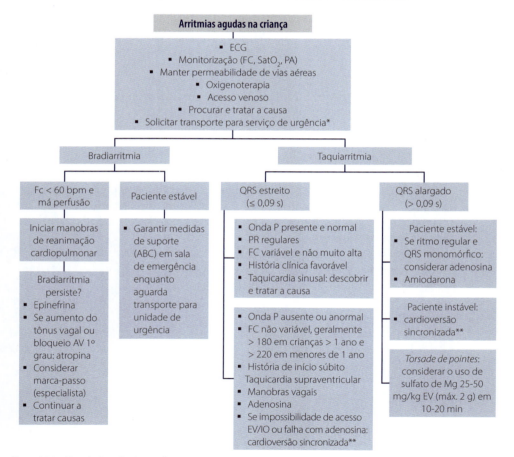

Figura 16.1 – Manejo de arritmias agudas na criança.

*Única exceção = arritmias sinusais em pacientes estáveis com causas bem definidas. **1ª dose = 0,5-1 J/kg → se não efetiva, repetir procedimento com 2 J/kg (Obs.: sedação pode ser considerada, mas não deve retardar o procedimento). Fonte: Autoria própria.

Bibliografia

- American Heart Association, PALS - Pediatric Advanced Life Support – Algorithms 2019.
- Gusso G, Lopes JMC. Tratado de Medicina de Família e Comunidade: princípios, formação e prática. 2ª ed. Porto Alegre: Artmed; 2018.
- Matsuno AK. Arritmias na criança. Medicina (Ribeirão Preto) 2012; 45(2): 214-22.
- Sociedade Brasileira de Cardiologia. Diretriz de arritmias cardíacas em crianças e cardiopatias congênitas. Arq Bras Cardiol. 2016; 107(1Supl.3):1-58.

SEÇÃO 3

PROBLEMAS ENDOCRINOLÓGICOS

Coordenadoras

Juliana Vieira Esteves
Natasha Paltrinieri Garcia

17 | Hiperglicemias no Adulto

Bruno Cesar Eloi de Freitas
Natasha Paltrinieri Garcia

Considerações gerais

Cetoacidose diabética (CAD) e estado hiperosmolar hiperglicêmico (EHH) são duas complicações com elevada mortalidade relacionadas ao diabetes *mellitus,* que diferem entre si, de acordo com a presença de cetoácidos e com o grau de hiperglicemia. Sendo a CAD mais comum em crianças e jovens e o EEH em idosos. Em ambos, o risco de morte é maior nos extremos de idade, na presença de coma, hipotensão ou choque e de acordo com a gravidade do fator desencadeante.

Tabela 17.1 Critérios diagnósticos da CAD e EEH	CAD			EHH
	Leve	Moderada	Grave	
Glicemia	> 250	> 250	> 250	> 600
pH arterial	7,25-7,30	7,00-7,24	< 7,00	> 7,30
Bicarbonato sérico	15-18	10-14,9	< 10	> 18
Cetonúria	Positiva	Positiva	Positiva	Fracamente positiva
Cetonemia	Positiva	Positiva	Positiva	Fracamente positiva
Osmolalidade efetiva	Variável	Variável	Variável	> 320
Ânion gap	> 10	> 12	> 12	Variável
Nível de consciência	Alerta	Alerta ou sonolento	Estupor ou coma	Estupor ou coma

*Osmolalidade efetiva: 2 × (Na medido) + glicemia/18
**Ânion gap: (Na medido) - (Cl + HCO3)
Fonte: American Diabetes Association 2006.

Fatores desencadeantes

- Infecções (30%-50%): pneumonia, ITU, sepse, pé diabético, celulite, sinusite, diarreia;
- Tratamento irregular/omissão de doses de insulina (21%-49%);
- Primodescompensação (20%-30%);

- Doenças vasculares: IAM, AVC – até 5% dos casos de CAD, muito comum no EHH;
- Medicações e drogas: corticosteroides, fenitoína, antirretrovirais, cocaína, catecolaminas;
- Gestação;
- Traumas ou cirurgias;
- Não identificado (2%-10%).

Quadro clínico

Cetoacidose diabética

- **Idade:** adulto jovem, em média entre 20-30 anos.
- **Evolução:** abrupta e rápida, em horas.
- **Sintomas:** 4 Ps (polifagia, polidipsia, poliúria, perda de peso), pode haver diminuição do nível de consciência, náusea/vômito, dor abdominal.
- **Sinais:** hálito cetônico, taquipneia.

Estado hiperosmolar hiperglicêmico

- **Idade:** adulto meia-idade e idoso, idade em média acima de 40 anos.
- **Evolução:** lenta e progressiva, em semanas.
- **Sintomas:** rebaixamento do nível de consciência é frequente, pode ocorrer convulsão, déficits focais, 4 Ps (polifagia, polidipsia, poliúria, perda de peso).
- **Sinais:** desidratação, hipotensão, taquicardia, choque.

Diagnóstico diferencial

Os principais diagnósticos diferenciais de urgências hiperglicêmicas no adulto são:
- Outras causas de rebaixamento do nível de consciência: acidente vascular cerebral, infecções do sistema nervoso central, trauma cranioencefálico.
  - Estratégias principais para diferenciar: anamnese, exame neurológico e exames de imagem e/ou liquor.
- Outras causas de abdômen agudo.
  - Estratégias principais para diferenciar: anamnese e exame clínico do abdômen.
- Outras causas de alterações metabólicas: cetoacidose alcoólica, acidose lática, intoxicações.
  - Estratégias principais para diferenciar: anamnese e glicose (normal ou baixa).

Manejo inicial

O manejo inicial das descompensações hiperglicêmicas do adulto no âmbito da atenção primaria devem obedecer aos seguintes princípios:
- Buscar a determinação de causa;
- Hidratação endovenosa;
- Insulinoterapia;
- Transferência para ambiente hospitalar.

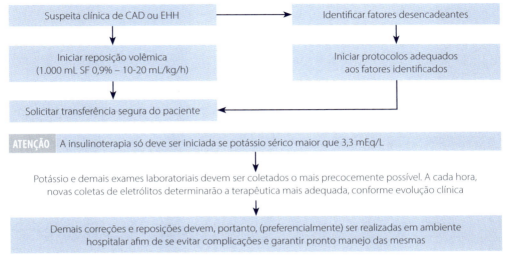

Figura 17.1 – Manejo de hiperglicemias no adulto.
Fonte: Autoria própria.

Bibliografia
- Ganem, Fernando; Cardoso, Luiz Francisco. Manual de Emergências Clínicas. 2018.
- Higa, Elisa Mieko Suemitsu; Atallah, Álvaro Nagib. Guias de Medicina Ambulatorial e Hospitalar Unifesp/Escola Paulista de Medicina - Medicina de Urgência. 2004.
- Martins, Herlon Saraiva; Brandão Neto, Rodrigo Antonio; Scalabrini Neto, Augusto; Velasco, Irineu Tadeu. Emergências Clínicas: Abordagem Prática. 2015.

18 | Hiperglicemias na Criança

Bruno Cesar Eloi de Freitas
Natasha Paltrinieri Garcia

Considerações gerais

A cetoacidose diabética (CAD) é a principal causa de mortalidade no diabetes *mellitus* tipo 1 (DM1), especialmente em função de complicações como o edema cerebral. É a primeira manifestação da DM1 em até 30% dos casos, que pode também ser a primeira manifestação em portadores de diabetes *mellitus* tipo 2 (DM2). Já os estados hiperosmolares hiperglicêmicos (EHH) ocorrem quase exclusivamente nos portadores de DM2, abrangendo ainda a faixa etária pediátrica em função do aumento importante da obesidade infantil e consequente aumento da incidência de DM2 em crianças.

Tabela 18.1
Critérios diagnósticos da CAD e EEH

	CAD			EHH
	Leve	*Moderada*	*Grave*	
Glicemia	> 200	> 200	> 200	> 600
pH arterial	< 7,30	< 7,2	< 7,1	> 7,30
Bicarbonato sérico	< 15	< 10	< 5	> 18
Cetonúria	Positiva	Positiva	Positiva	Fracamente positiva
Cetonemia	> 3	> 3	> 3	Fracamente positiva
Osmolalidade efetiva	Variável	Variável	Variável	> 320
Ânion gap	> 10	> 12	> 12	Variável
Nível de consciência	Alerta	Alerta ou sonolento	Estupor ou coma	Estupor ou coma

*Osmolalidade efetiva: 2 × (Na medido) + glicemia/18.
**Ânion gap: (Na medido) - (Cl + HCO₃).
Fonte: American Diabetes Association 2006.

> **ATENÇÃO** Em crianças, o quadro de **CAD** pode estar instalado na **ausência de hiperglicemia** em função do possível uso de insulina previamente à avaliação médica e em crianças em jejum prolongado

Fatores desencadeantes

- Infecções: pneumonia, ITU, sepse, celulite, sinusite, diarreia;
- Tratamento irregular/omissão de doses de insulina;
- Primodescompensação;
- Medicações e drogas: corticosteroides, fenitoína, antirretrovirais, cocaína, catecolaminas;
- Traumas ou cirurgias;
- Não identificado.

Quadro clínico

Deve-se ter atenção aos sinais e sintomas suspeitos de DM afim de se evitar o diagnóstico da doença ao estabelecimento franco do quadro de CAD ou EHH, uma vez que as manifestações podem ser discretas e inespecíficas, especialmente em menores de 3 anos de idade.

- Poliúria, polidipsia, polifagia e perda ponderal;
- Desidratação (equivalente à perda de 10% do peso);
- Respiração de Kussmaul;
- Hálito cetônico;
- Dor abdominal;
- Sinais infecciosos – *atenção para investigação do foco de infecção;*
- Alteração mental/obnubilação, torpor e coma – *atenção para possibilidade de quadro neurológico de base (meningite) ou complicações neurológicas, em especial o edema cerebral.*

Tabela 18.2
Avaliação do estado neurológico em pacientes com CAD
Critérios diagnósticos
• Resposta motora ou verbal anormal à dor • Postura decorticada ou descerebrada • Paralisia de pares cranianos (especialmente III, IV, VI) • Padrão respiratório neurogênico anormal.
Critérios maiores
• Capacidade mental alterada/nível de consciência oscilante • Desaceleração mantida de frequência cardíaca (redução de mais de 20 batimentos por minuto) não atribuível a aumento de volume intravascular ou ao estado de sono • Incontinência inapropriada para a idade
Critérios menores
• Vômitos após o tratamento inicial e sua cessação, se presente na internação • Cefaleia (recorrente e mais intensa do que à admissão) • Letargia ou com dificuldade de ser despertado • Pressão diastólica superior a 90 mmHg • Idade inferior a 5 anos

Fonte: Wolfsdorf JI, Allgrove J, Craig ME, Edge J, Glaser N, Jain V et al. A consensus statement from the international society for pediatric and adolescent diabetes: diabetic ketoacidosis and hyperglycemic hyperosmolar state. Pediatric Diabetes. 2014;15 (suppl 20):154-79.

Complicações

- Quadros neurológicos: edema cerebral, hemorragia subaracnoide, trombose de artéria basilar e trombose venosa cerebral;
- CIVD;
- Trombose venosa periférica;
- Rabdomiólise (frequente no EHH);
- Pancreatite aguda (frequente no EHH).

Diagnóstico diferencial

Sinais de alterações metabólicas

- Hipoglicemias;
- Encefalopatia hepática ou urêmica;
- Erros inatos do metabolismo;
- Desequilíbrio hidreletrolítico (doença de Addison, diabetes *insípido*, intoxicação hídrica);
- Acidose láctica (intoxicação por salicilato);
- Drogas ilícitas;
- Hipóxia (CO, cianeto);
- Quadros pós-ictais.

Sinais neurológicos (alterações de sensório e coma)

- Meningite;
- Encefalite;
- Trauma/concussão;
- Hemorragia (extradural, subdural, subaracnoide ou intracerebral);
- Tumor cerebral;
- Abscesso cerebral;
- Trombose cerebral.

Manejo inicial

Princípios do tratamento da descompensação diabética

- Procurar e tratar os fatores precipitantes;
- Corrigir o déficit hídrico: hidratação;
- Corrigir a hiperglicemia: insulinoterapia;
- Corrigir os déficits eletrolíticos: cuidados com o potássio;
- Repor bicarbonato: raramente necessário e apenas na cetoacidose, quando indicado.

CAPÍTULO 18

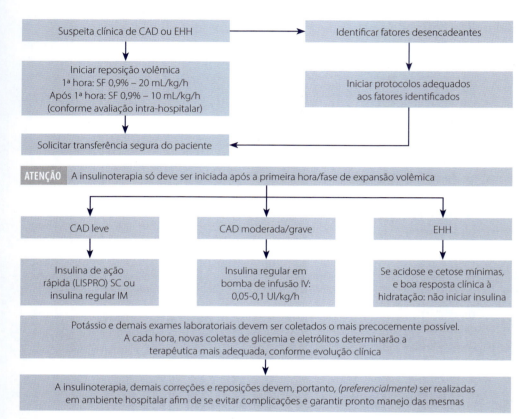

Figura 18.1 – Manejo da hiperglicemia em crianças.
Fonte: Autoria própria.

Bibliografia

- Collett-Solberg, Paulo Ferrez. Cetoacidose diabética em crianças: revisão da fisiopatologia e tratamento com o uso do método de duas soluções salinas. 2001.
- Damiani, Durval; Damiani, Daniel. Complicações Hiperglicêmicas Agudas no Diabetes Melito Tipo 1 do Jovem. 2007.
- Ferran, Karina de; PAIVA, Isla Aguiar. Abordagem da cetoacidose diabética na infância e adolescência. 2017.
- Ganem, Fernando; Cardoso, Luiz Francisco. Manual de Emergências Clínicas. 2018.
- Higa, Elisa Mieko Suemitsu; Atallah, Álvaro Nagib. Guias de Medicina Ambulatorial e Hospitalar Unifesp/Escola Paulista de Medicina - Medicina de Urgência. 2004.
- Martins, Herlon Saraiva; Brandão Neto, Rodrigo Antonio; Scalabrini Neto, Augusto; Velasco, Irineu Tadeu. Emergências Clínicas: Abordagem Prática. 2007.
- Zoppi, Daniel; Santos, José Carlos dos. Estado Hiperglicêmico Hiperosmolar (EHH) e Cetoacidose Diabética (CAD) na Sala de Urgência. 2018.

19 Hipoglicemia no Adulto

Rosiane Aparecida Turim Gomes Pinho
Regina de Fátima Jesus Távora Junqueira Vilela

Considerações gerais

Hipoglicemia é a diminuição dos níveis glicêmicos para valores abaixo de 70 mg/dL. É uma condição potencialmente fatal caso não reconhecida e tratada precocemente.

Quadro clínico

Fatores de risco

- Idade avançada;
- Abuso de álcool;
- Desnutrição/jejum prolongado;
- Exercício vigoroso;
- Doenças graves: sepse, insuficiência renal, cardíaca ou hepática, neoplasias;
- Uso de medicações hipoglicemiantes: insulina (mais comum), antidiabéticos orais, quinolonas, betabloqueadores e iECA;
- Episódio prévio de hipoglicemia grave.

Sinais e sintomas

- Sudorese;
- Tremores;
- Palpitações;
- Fome;
- Agitação;
- Náusea;
- Parestesia;
- Confusão;
- Fraqueza;
- Tontura;
- Alterações visuais (turvação, escurecimento);
- Cefaleia;
- Sonolência.

Sinais de alerta

- Convulsão;
- Rebaixamento do nível de consciência;
- Coma.

Diagnósticos diferenciais

Diagnóstico

- Em paciente não diabético – tríade de Whipple:
  - Presença de sintomas consistentes com hipoglicemia;
  - Baixa concentração de glicose plasmática (< 50 mg/dL) em vigência dos sintomas;
  - Melhora do quadro clínico após correção dos níveis de glicemia.
- Em paciente diabético – glicemia anormalmente baixa, com ou sem sintomas.
  Obs.: No paciente diabético sem controle adequado, os sintomas de hipoglicemia podem surgir em vigência de valores glicêmicos mais altos.
- Diagnósticos diferenciais
  - Condições neurológicas (ex.: epilepsia, migrânea com aura);
  - Intoxicações exógenas;
  - Crise de ansiedade (exclusão).

Manejo inicial

Paciente consciente

- Glicemia de 50 a 70 mg/mL: ingerir alimentos contendo 15 g de carboidratos de absorção rápida – ex.: 1 copo (150-200 mL) de suco de laranja* ou de refrigerante não diet, 1 copo de água com uma colher de sopa de açúcar, etc. Preferir líquidos devido à absorção mais rápida. *Pacientes com doença renal devem evitar o suco de laranja pelo excesso de potássio. Maçã e uva são boas opções.
- Glicemia menor de 50 mg/mL: ingerir o equivalente a 30 g de carboidratos:
  - Repetir a glicemia capilar após 15 minutos: caso a hipoglicemia se mantenha, repetir o procedimento da mesma forma, até melhora.
  - Em caso de melhora orientar lanche se a próxima refeição ocorrer acima de 1 hora.

Paciente inconsciente

- Estabelecer acesso venoso e aplicar 20-40 mL de glicose a 50% EV. Manter acesso venoso com soro glicosado a 5%.
- Caso não seja possível obtenção de acesso venoso, aplicar 1 ampola de glucagon 1 mg via IM ou SC.
- Repetir a glicemia capilar após 5 minutos: se a hipoglicemia persistir, reaplicar medicação.

Observação

- No paciente não diabético, além de restaurar os níveis glicêmicos, deve-se investigar e tratar a doença de base.

Hipoglicemia no Adulto

Critérios de transferência

- Encaminhar ao pronto-socorro se paciente com hipoglicemia grave (alteração do nível de consciência) ou refratária às medidas iniciais.
- Enquanto realiza a transferência: manter paciente monitorizado, com acesso venoso com soro glicosado a 5% e controle de glicemia capilar a cada 5 minutos – prosseguir com infusões de glicose a 50% EV enquanto não houver restauração dos níveis glicêmicos.

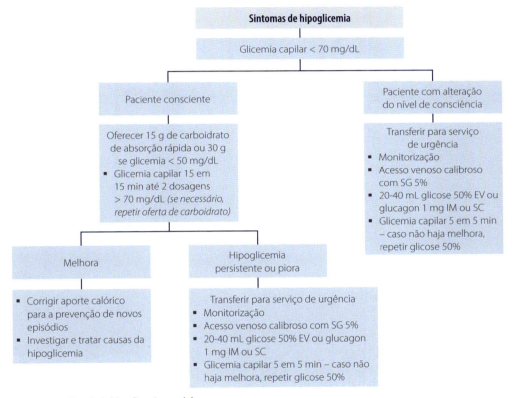

Figura 19.1 – Manejo da hipoglicemia no adulto.
Fonte: Autoria própria.

Bibliografia

- American Diabetes Association. Glycemic Targets: Standards of Medical Care in Diabetes – 2018. Diabetes Care (Supplement 1): S55-S64. Jan, 2018.
- Diabetes Canada Clinical Practice Guidelines Expert Committee. Diabetes Canada 2018 Clinical Practice Guidelines for the Prevention and Management of Diabetes in Canada. Can J Diabetes. 2018;42(Suppl 1):S1-S325.
- Diretrizes da Sociedade Brasileira de Diabetes 2017-2018 / Organização José Egídio Paulo de Oliveira, Renan Magalhães Montenegro Junior, Sérgio Vencio. - São Paulo: Editora Clannad, 2017.
- Gusso G, Lopes JMC. Tratado de Medicina de Família e Comunidade: princípios, formação e prática. 2ª ed. Porto Alegre: Artmed; 2018.

- Morales J, Schneider D. Hypoglycemia. The American Journal of Medicine. Vol 127, No 10a. Out, 2014.
- Nathan, D. M., & DCCT/EDIC Research Group (2013). The diabetes control and complications trial/epidemiology of diabetes interventions and complications study at 30 years: overview. Diabetes Care, 37(1), 9-16. doi:10.2337/dc13-2112.
- Valladao JBR, Gusso G, Olmos RD. Manual do Residente de Medicina de Família e Comunidade. Atheneu, 2016.
- Yale JF, Paty B, Senior PA. Hypoglycemia. Canadian Journal of Diabetes. N. 42, S104-108. 2018.

20 | Hipoglicemia na Criança

Juliana Vieira Esteves
Natasha Paltrinieri Garcia

Considerações gerais

A hipoglicemia em crianças é uma alteração metabólica frequente e que pode manifestar-se em diversas situações metabólicas, como também em casos de déficit de aporte ou aumento do consumo em crianças aparentemente saudáveis. Define-se hipoglicemia quando os valores plasmáticos da glicose encontram-se abaixo de 45 mg/dL. Os valores de glicemia entre 50-60 mg/dL devem ser considerados suspeitos, principalmente se a criança apresentar sintomas associados. Os episódios hipoglicêmicos tem maior gravidade quanto menor a idade da criança.

Quadro clínico

Sinais e sintomas

O quadro clínico varia com a causa básica e com a idade da criança. Nos lactentes, as alterações são inespecíficas, incluindo episódios de cianose, crises de palidez, abalos mioclônicos, convulsões, sonolência, apneia, recusa alimentar ou temperatura corporal abaixo da normalidade. Em crianças maiores, devido à liberação de epinefrina, o quadro clínico é semelhante ao que ocorre em adultos, manifestando-se como tontura, náuseas e vômitos, sudorese, fraqueza, ansiedade e taquicardia. Na vigência da glicopenia cerebral, manifestações no sistema nervoso cerebral podem incluir cefaleia, sonolência, confusão mental, incapacidade de concentração, convulsões e perda da consciência.

Fatores de risco

- Prematuridade;
- Subnutrição;
- Gigantismo, exonfalocele e macroglossia (síndrome de Beckwith-Wiedemann);
- Hipopituitarismo (microcefalia, defeitos faciais);
- Em neonatos: pequeno para idade gestacional, filho de mãe diabética, asfixia neonatal, filho de mãe com toxemia gravídica;
- Paciente diabético insulinodependente.

Fatores desencadeantes da descompensação

- Iatrogenia;
- Tempo de jejum prolongado;
- Infecção associada.

Sinais de alerta

- Letargia, vômitos recorrentes, convulsão, hipotermia/hipertermia, confusão mental, cianose, palidez, abalos mioclônicos.

Diagnóstico no lactente e na criança

Anamnese

- Antecedentes de icterícia ou hipoglicemia neonatal;
- Características da evolução ponderal;
- Histórico de uso de medicações ou de diabetes insulinodependente;
- Início dos sintomas;
- Última refeição (horário, quantidade e qualidade);
- Intoxicação exógena.

Exame físico objetivo

- Antropometria;
- Avaliar defeitos da linha média e malformações;
- Presença de hipotonia, atrofia muscular;
- Presença de apatia, sonolência, confusão mental, letargia;
- Temperatura corporal;
- Hepatomegalia.

Exames laboratoriais

- Nos quadros de sintomatologia aguda em que suspeita-se de hipoglicemia, a realização da dosagem de glicemia **capilar por tiras reagentes** é a maneira mais rápida para triagem de hipoglicemia. O método *gold-standard* da dosagem de glicemia plasmática deve ser postergado para os casos específicos.
- Tira-teste urinária: deve ser realizada para averiguação dos níveis de corpos cetônicos na suspeita de intoxicação exógena alcoólica.
- Exames laboratoriais específicos devem ser solicitados ambulatorialmente após resolução do quadro agudo, na dependência da etiologia suspeitada.

Manejo inicial

A hipoglicemia requer um tratamento pronto para que sejam evitadas sequelas neurológicas irreversíveis. A princípio, a dosagem da glicemia capilar fornecerá informações necessárias para medidas de urgência. Posteriormente e na dependência do

Hipoglicemia na Criança 97

Tabela 20.1
Diagnósticos diferenciais: hipoglicemia neonatal, infantil ou persistente

Causas de hipoglicemia na criança

1º ano de vida

Produção diminuída de glicose	▪ Alterações no metabolismo dos ácidos graxos
	  – Defeito da β-oxidação
	  – Ciclo da carnitina
	▪ Glicogêneses
	  – Tipo I: deficiência de glicose 6-fosfatase
	  – Tipo III: deficiência de amilo-1,6 glucosidase
	  – Tipo VI, VIII, IX: deficiência do sistema fosforilase
	  – Tipo 0: deficiência da sintetase do glicogênio
	▪ Deficiências da gliconogênese
	  – Deficiência de frutose 1,6 difosfatase
	  – Deficiência de piruvato-carboxílase
	  – Deficiência de fosfoenol-piruvato-carboxílase
	▪ Galactosemia
	▪ Intolerância hereditária à frutose
	▪ Defeitos da glicosilação
	▪ Metabolismo dos aminoácidos
	  – Leucinose
	  – Tirosinemia
	  – Acidúrias orgânicas clássicas (propriônica, isovalérica e metilmalônica)
	▪ Defeitos hormonais
	  – Panhipopituitarismo
	  – Defeito isolado da hormona de crescimento
	  – Insuficiência suprarrenal primária e secundária
	  – Deficiência de glucagon
	  – Deficiência de epinefrina
	  – Hipotireoidismo

Utilização aumentada de glicose	▪ Hiperinsulismo exógeno: administração de insulina ou de hipoglicemiantes orais ▪ Hiperinsulinismo endógeno: hiperinsulinismo hipoglicêmico persistente da infância (HHPI)
Outras	▪ Defeitos mitocondriais

Crianças mais velhas e adolescentes

Produção diminuída de glicose	▪ Insuficiência hepática aguda
	▪ Defeitos enzimáticos da gliconeogênese e β-oxidação
	▪ Defeitos da glicosilação
	▪ Substrato limitado
	  – Jejum
	  – Anorexia
	  – Malnutrição
	  – Galactosemia
	  – Deficiências hormonais: HC, cortisol, ACTH.
	  – Hipoglicemia cetótica

Utilização aumentada da glicose	▪ Hiperinsulinismo
Outras	▪ Sepse ▪ Síndrome Reye ▪ Malária ▪ Álcool, salicilatos, propranolol, hipoglicemiantes orais, acetominofeno, isoniazida, sulfonamidas, metotrexato, cetoconazol, antidepressivos, fenilbutazona

Fonte: Adaptada de: Costa C., Costa S. Abordagem da hipoglicemia no Serviço de Urgência – Protocolo de Atuação. Manual Urgência Pediátrica Integrada do Porto, 1ª ed, 2010.

quadro, a glicemia plasmática deverá ser realizada com o objetivo de que discrepâncias de valores atrasem a melhora do quadro clínico. Sendo assim, concomitantemente a anamnese e ao exame físico, na suspeita de hipoglicemia a glicemia capilar deve ser realizada o mais rapidamente possível. Para os quadros de hipoglicemia sem sinais e sintomas de comprometimento do sistema nervoso central (SNC), a correção da hipoglicemia via oral com hidratos de carbono de ação rápida (15 g) pode ser utilizada. Para quadros clínicos suspeitos de hipoglicemia, mas que apresentam glicemia capilar entre 50-70 mg/dL essa abordagem também poderá ser considerada, já que muitas vezes, variações dos índices glicêmicos podem apresentar sintomatologia semelhante. Para crianças e adolescentes que apresentam hipoglicemia com sintomas de comprometimento do SNC, a correção da glicemia endovenosa com glicose 10% na dose de 2-5 mL/kg deve ser instituída rapidamente. A glicemia plasmática deve ser coletada tanto para esses casos quanto para os pacientes que apresentam sinais de glicopenia cerebral com glicemia capilar normal.

Critérios de transferência

Transferir quando

- Hipoglicemia persistente;
- Sinais de glicopenia do sistema nervoso central (letargia, confusão mental, convulsão);
- Sinais de sepse;
- Suspeita de Intoxicação exógena;
- Lactentes sem histórico de baixo aporte calórico no momento devem ser transferidos para investigação;
- Suspeita de etiologia endócrina;
- Suspeita de Münchhausen.

Para a transferência segura, esse paciente requer

- Preenchimento de ficha de transferência;
- Monitoração completa;
- Suplementação de oxigênio caso baixa saturação de O_2 ou diminuição do nível de consciência;
- Acesso venoso;
- Ambulância padrão UTI com respirador e desfibrilador cardíaco.

Hipoglicemia na Criança

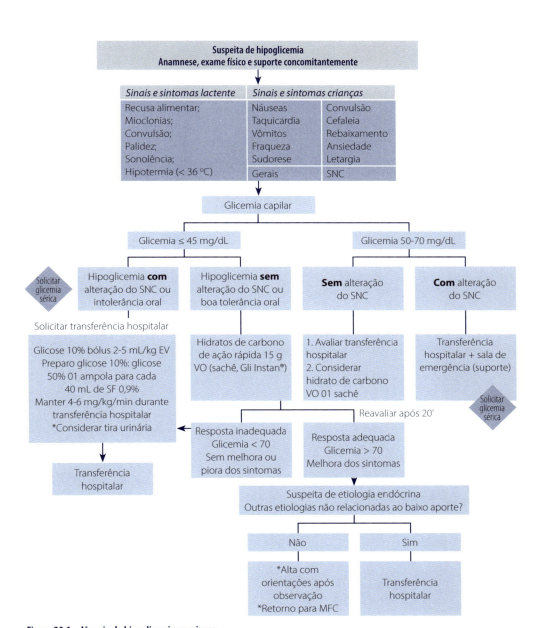

Figura 20.1 – Manejo da hipoglicemia na criança.
Fonte: Autoria própria.

Bibliografia

- Behrman RE, Kliegman R, Jenson HB. Nelson – Tratado de Pediatria. 18ª Ed. Elsevier, 2009.
- Costa C, Costa S. Abordagem da Hipoglicemia no Serviço de Urgência – Protocolo de Actuação. Manual Urgência Pediátrica Integrada do Porto, 1ª edição, 2010.
- Damiani D., Dicttchekenian V., Setian N. Hipoglicemia na Infância – ainda um desafio. Jornal de Pediatria. Rio de Janeiro. 1997; 73(4): 231-238.
- Takemoto CK, Hodding JH, Kraus DM. Lexi-Comp's Pediatric Dosage Handbook: Including Neonatal Dosing, Drug Administration, & Extemporaneous Preparations. Lexi-comp, 2004.

SEÇÃO 4

PROBLEMAS RESPIRATÓRIOS

Coordenadores

Deoclécio Avigo
Beatriz Motta Sampaio

21 | Infecções das Vias Aéreas Superiores na Emergência

Raquel Lizi Miguel
Olivia Ferreira Lucena
Deoclécio Avigo

Considerações gerais

A infecção das vias aéreas superiores é comum, com estimativa de dois a cinco episódios por ano em adultos e de cinco a oito episódios por ano em crianças. Carrega consigo uma grande incidência de absenteísmo, levando 26 milhões de dias faltosos em escolas e 23 milhões de dias faltosos no trabalho nos Estados Unidos, por ano, além de corresponder a um quarto dos atendimentos de demanda espontânea no país.

A maioria dos casos tem curso benigno e autolimitado, com sintomas leves em vias aéreas superiores (resfriado simples), mas ocasionalmente com sintomas expressivos em vias aéreas inferiores (gripe influenza) e possíveis complicações – sinusite, faringite, otite média, exacerbação de asma e pneumonia bacteriana secundária.

Quadro clínico

Nasofaringite aguda (resfriado comum)
- Infecção autolimitada (resolve em 7-10 dias);
- Congestão ou obstrução nasal;
- Rinorreia hialina;
- Espirros;
- Hiposmia ou anosmia;
- Odinofagia;
- Tosse seca (sintoma mais persistente);
- Mal-estar;
- Irritação conjuntival;
- Cefaleia frontal;
- Febre baixa em crianças ou sensação de febre em adultos.

Gripe
- Sintomas de resfriado comum;
- Febre alta súbita;

- Artralgia;
- Mialgia;
- Náuseas e vômitos;
- Calafrios;
- Dor severa nos olhos provocados por olhar lateral;
- Linfadenopatia cervical (comum em crianças).

Laringotraqueíte aguda (crupe)

- Tosse rouca;
- Estridor inspiratório;
- Rouquidão;
- Rinorreia hialina;
- Obstrução nasal;
- Febre baixa;
- Cianose;
- Agitação;
- Desconforto respiratório.

Síndrome respiratória aguda grave

- Síndrome gripal;
- Febre acima de 38 °C (em geral maior de 39 °C);
- Sinais de insuficiência respiratória aguda: dispneia, taquipneia, saturação de O_2 menor que 95% em ar ambiente e/ou sinais de desconforto respiratório;
- Hipotensão;
- Sinais de gravidade: síndrome respiratória aguda grave, disfunção orgânica associada, exacerbação de doenças de base, desidratação.

> **ATENÇÃO** Fatores de risco para complicação por *Influenza*:

- Gestantes;
- Puérperas até 2 semanas após parto;
- Idade até 2 anos ou acima de 60 anos;
- Imunossuprimidos;
- Indígenas;
- Condições crônicas: doença pulmonar, hematológica, cardiovascular (exceto hipertensão isolada), renal, hepática ou neurológica, déficit de desenvolvimento cognitivo, diabetes, obesidade com IMC > 40, desnutrição, doenças genéticas (Síndrome de Down).

Diagnósticos diferenciais

- Resfriado comum e gripe: diagnóstico clínico:
  - Diferenciais: rinite alérgica, faringite bacteriana, amigdalite bacteriana, rinossinusite bacteriana, influenza, coqueluche e corpo estranho nasal.
- Laringotraqueíte aguda: clínica + *score* de Westley para avaliação da gravidade:

Infecções das Vias Aéreas Superiores na Emergência

- Diferenciais: laringite aguda e corpo estranho.
- Na suspeita de complicação de síndrome gripal: solicitar hemograma, eletrólitos, função renal, glicemia, TGO, TGP, CPK e imagem de tórax.
- Na síndrome respiratória aguda grave: Solicitar todos exames laboratoriais acima + gasometria arterial e lactato. Testes específicos (internação e/ou pacientes graves): Influenza PCR.

Manejo inicial

- Atentar para o uso de máscara cirúrgica tanto pelo paciente quanto pelo profissional de saúde durante o atendimento do paciente com suspeita de síndrome gripal
- Medidas de precaução: higienizar as mãos, luvas + avental + óculos + máscara cirúrgica se contato com material biológico, máscara N95 se intubação orotraqueal/aspiração/nebulização, afastar de atividades em grupo por ao menos 24 horas após término da febre (em casos de suspeita de *Influenza*).
- **Resfriado comum**: sintomáticos. Antibiótico apenas na suspeita de coinfecção bacteriana.
- Laringotraqueíte aguda: corticoide oral ou intramuscular (dexametasona 0,6 mg / kg) e nebulização com adrenalina, se crupe grave.
- **Síndrome gripal sem fator de risco ou gravidade**: sintomáticos associado à hidratação.
- **Se fator de risco ou sinal de gravidade**: considerar antiviral **em até 48 horas** do início do quadro:
  - Fosfato de oseltamivir: adultos 75 mg 12/12 horas 5 dias. Crianças de acordo com o peso.
  - Zanamivir 10 mg via inalatória 12/12 horas 5 dias – casos de intolerância, resistência ou alergia ao oseltamivir.
- **Síndrome respiratória aguda grave**: estabilizar o paciente e encaminhar ao Pronto-socorro. Notificação compulsória ao Ministério da Saúde.

Critérios de transferência

Encaminhar ao pronto-socorro quando ao menos um dos sinais e sintomas abaixo:

Adultos	Crianças
Alteração do nível de consciência, sonolência, convulsão ou paralisia	Tiragem intercostal ou batimento de asa de nariz
Frequência respiratória > 30 IRPM	Cianose
PA sistólica < 90 mmHg ou PA diastólica < 60 mmHg	Desidratação/vômitos/inapetência, letargia
	Taquipneia
	Toxemia
	Estado geral comprometido
	Presença de comorbidades/imunodepressão

Fonte: Autoria própria.

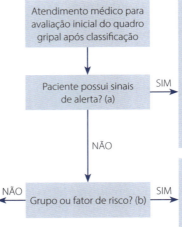

Sinais clínicos de alerta (a)
Avaliação em adultos
- Alteração do nível de consciência, sonolência, convulsão ou paralisia
- Frequência respiratória > 30 IRPM
- PA diastólica < 60 mmHg ou PA sistólica < 90 mmHg

Avaliação em crianças
- Cianose
- Batimento de asa de nariz
- Taquipneia: 2 meses a menor de 1 ano (> 50 IRPM); 1 a 5 anos (> 40 IRPM)
- Toxemia
- Tiragem intercostal
- Desidratação/vômitos/inapetência, letargia
- Dificuldade para ingestão de líquidos ou amamentar

Oseltamivir
- Iniciar administração até 48 horas após o início dos sintomas.
- Adultos: 75 mg, 2 ×/d, por 5 d
- Crianças; < 15 kg 30 mg 2 ×/d por 5 d
  15 a 23 kg: 45 mg 2 ×/d por 5 d
  23 a 40 kg: 60 mg 2 ×/d por 5 d

Orientações aos pacientes, contatos e população em geral:
1. Higienizar frequentemente as mãos com água e sabão;
2. Não compartilhar objetos de uso pessoal e alimentos;
3. Evitar aglomerações e ambientes fechados.

Orientações específicas para os sintomáticos:
1. Usar máscara;
2. Permanecer sempre que possível em sua residência.

- Grupo de risco (b) – Pessoas que apresentem as seguintes condições clínicas:
- Imunodepressão: por exemplo, indivíduos transplantados, pacientes com câncer, em tratamento para Aids ou em uso de medicação imunossupressora;
- Condições crônicas: por exemplo, hemoglobinopatias, problemas cardiovasculares, pneumopatias, insuficiência hepática, doenças renais crônicas, doenças neurológicas, doenças metabólicas (diabetes *mellitus* e obesidade grau III (índice de massa corporal maior ou igual a 40) e doença genética (síndrome de Down); e
- Indígenas (população aldeada).
- Fatores de risco (b)*
- Idade: inferior a 2 ou superior a 60 anos de idade; e
- Gestação: independentemente da idade gestacional.

Figura 21.1 – Manejo das infecções de vias aéreas na emergência.
Fonte: Acolhimento à demanda espontânea – queixas mais comuns na atenção básica. Ministério da Saúde.

Bibliografia

- Alberta Clinical Practice Guidelines/Toward Optimized Practice (TOP). Guideline on diagnosis and management of croup. TOP 2008 Jan PDF, minor revision June 2015.
- Brasil. Ministério da Saúde. Secretaria de Atenção à Saúde. Departamento de Atenção Básica - Acolhimento à demanda espontânea: queixas mais comuns na Atenção Básica / Ministério da Saúde, Secretaria de Atenção à Saúde, Departamento de Atenção Básica. – Brasília: Ministério da Saúde, 2012. 290 p.: il. – (Cadernos de Atenção Básica n. 28, Volume II).
- Cherry JD. Clinical practice. Croup. N Engl J Med. 2008 Jan 24;358(4):384-91.
- Ganem F, Cardoso LF Manual de emergências clínicas – rotinas nas emergências do Hospital Sírio Libanês. Rio de Janeiro. Atheneu, 2018 1. Ed
- Munoz FM Seasonal influenza in children: Clinical features and diagnosis. [Uptodated 2019 Mar 11]. Disponível em: https://www.uptodate.com/contents/seasonal-influenza-in-children-clinical-features--and-diagnosis?search=flu&source=search_result&selectedTitle=2~150&usage_type=default&display_rank=2.
- Pappas DE The common cold in children: Clinical features and diagnosis. [Uptodate 2019 apr 1]. Disponível em: https://www.uptodate.com/contents/the-common-cold-in-children-clinical-features-and-diagnosis?search=common%20cold&topicRef=6865&source=see_link.
- Ridzon R Influenza in adults; [updated 2018 Feb 01]. DynaMed [Internet]. Ipswich (MA): EBSCO Information Services. 1995 - Record No. 435301, Disponível em: http://search.ebscohost.com/login.aspx?direct=true&db=dnh&AN=435301&site=dynamed-live&scope=site.
- Sexton DJ The common cold in adults: Diagnosis and clinical features. [Uptodate 2018 feb 22]. Disponível em: https://www.uptodate.com/contents/the-common-cold-in-adults-diagnosis-and-clinical-features?-search=common%20cold&source=search_result&selectedTitle=2~150&usage_type=default&display_rank=2.
- Smith DK, McDermott AJ, Sullivan JF. Croup: Diagnosis and Management. Am Fam Physician. 2018 May 1;97(9):575-580.
- Zachary KC Treatment of seasonal influenza in adults. [Uptodate 2019 apr 1] Disponível em:https://www.uptodate.com/contents/treatment-of-seasonal-influenza-in-adults?search=flu&topicRef=5973&source=-see_link.

22 Exacerbação de Asma no Adulto

Rosiane Aparecida Turim Gomes Pinho
Natalia Fernandes Coelho Francatto Boaventura
José Benedito Ramos Valladão Júnior

Considerações gerais

A asma é a mais comum das pneumopatias, afetando até cerca de 10% das pessoas no Brasil. Ela é uma condição obstrutiva das vias aéreas que pode se manifestar em crises de piora aguda e é reversível.

Quadro clínico

Fatores desencadeantes

- Infecções agudas de vias aéreas superiores virais ou bacterianas;
- Má aderência medicamentosa;
- Estresse emocional;
- Exercício físico intenso;
- Exposição ao frio;
- Exposição ao tabaco e partículas poluentes;
- Alérgenos ambientais: pó, poeira, pelos de animais, polens, ácaros e outros insetos;
- Medicações: β-bloqueadores, iECA, AAS e outros AINEs.

Sinais e sintomas

- Tosse;
- Dispneia;
- Sibilância;
- Cianose
- Constrição torácica;
- Perturbação do sono;
- Intolerância ao exercício;
- Uso de musculatura acessória.

Sinais de alerta

- Saturação de oxigênio < 90%;
- Fala consideravelmente prejudicada;
- Rebaixamento do nível de consciência;
- Ausculta com murmúrios vesiculares diminuídos/ausência de sibilos;
- Importante desconforto respiratório com uso intenso de musculatura acessória.

CAPÍTULO 22

Fatores que aumentam o risco de evolução desfavorável da crise

- História de IOT e ventilação mecânica em crises de asma anteriores;
- Hospitalização ou ida ao serviço de emergência no último ano;
- Uso atual (ou cessação recente) de corticoide via oral;
- Não estar utilizando corticoide inalatório atualmente;
- Uso excessivo de β-agonista de curta duração (mais de um frasco de salbutamol ou equivalente por mês);
- Histórico de doença psiquiátrica ou problemas psicossociais;
- Presença de comorbidades;
- Alergia alimentar documentada.

Diagnósticos diferenciais

O diagnóstico, de maneira geral, é realizado clinicamente a partir de sintomas e sinais característicos quando não há suspeita de diagnósticos alternativos.

Exame clínico

- Avaliação de estado geral e nível de consciência;
- Sinais vitais;
- Oximetria de pulso;
- Cianose;
- Ausculta pulmonar;
- Tiragem de fúrcula/intercostal.

Exames complementares

Recomendados apenas em casos de dúvida diagnóstica ou crises graves:

- Gasometria arterial;
- Radiografia torácica;
- Pico de fluxo expiratório.

Diagnósticos diferenciais

- Obstrução compressiva de vias aéreas (ex.: corpo estranho, tumor);
- Insuficiência cardíaca;
- Broncopneumonia;
- Pneumotórax;
- Tromboembolismo pulmonar;
- Vasculites sistêmicas.

Manejo inicial

As seguintes recomendações de manejo da asma no ambiente de atenção primária devem ser prestadas, conforme recomendação do GINA (2019):

- Classificar a gravidade da crise de asma:
- **Oxigenoterapia:** manter saturação entre 93%-95%.
- **β_2-agonista de curta duração:** na maior dose tolerável, repetir a cada 20 minutos por 1 hora. Considerar associação com anticolinérgicos.

	Leve - moderada	Grave	Insuficiência respiratória
Estado geral	Normal Prostrado se crise prolongada	Agitado Senta-se encurvado para a frente	Sonolento, confuso
Fala	Frases	Palavras	Muito cansado para falar
Frequência respiratória	FR < 30 irpm	FR > 30 irpm	Aumentada, normal ou diminuída
Frequência cardíaca	FC = 100-120 bpm	FC > 120 bpm	FC > 120 bpm
Musculatura acessória	Não	Sim	Variável de intensa a ausente (fadiga)
Ausculta	Sibilos presentes	Sibilos ins e expiratórios	Murmúrio diminuído, sem sibilos
$SatO_2$	90%-95%	< 90%	< 90%
PEF (% em relação ao previsto ou ao melhor do paciente)	PEF > 50%	PEF menor ou igual a 50%	PEF menor ou igual a 50%

Fonte: GINA. Guide For Asthma Management And Prevention. Global Initiative For Asthma, 2019.

- **Corticoide Inalatório + Formoterol:** mais nova recomendação no tratamento da crise de asma, evidências atuais mostram que baixa dose desta associação mostra melhores resultados no controle da asma, redução de exacerbações e hospitalizações em comparação ao uso isolado de $β_2$-agonista de curta duração.
- **Corticoide:** introduzir corticoide por via oral precocemente; realizar manutenção domiciliar por 5-7 dias.

 Radiografia torácica e antibioticoterapia **não** devem ser recomendados de modo rotineiro.

Critérios de transferência

Encaminhar para pronto-socorro se
- Asma grave ou insuficiência respiratória;
- Piora do quadro ou ausência de resposta após medidas iniciais.

Principais medicações na crise de asma do adulto:
- $β_2$-agonista de curta duração:
  - Fenoterol: 100 a 200 mcg (inalador), 10 a 20 gotas (nebulizador)
  - Salbutamol: 100 a 200 mcg (inalador), 10 a 20 gotas (nebulizador) – menos efeitos colaterais
- Corticoide inalatório + formoterol:
  - Beclometasona + formoterol: 6 mcg + 100 mcg, 1-2 inalações de 12/12 h
  - Budesonida + formoterol: 6 mcg + 100 mcg, 1-2 inalações de 12/12 h
- Anticolinérgicos:
  - Ipratrópio: 30 a 40 gotas (nebulizador)
- Corticoides:
  - Prednisona: 1 mg/kg/dia – máximo de 50 mg/dia (via oral)
  - Hidrocortisona: 200 a 500 mg (via endovenosa)
  - Metilprednisolona: 40 mg (via endovenosa)
- Sulfato de magnésio (via endovenosa)
  - 20 mL em 100 mL de SF 0,9%, em 20 minutos

Fonte: Autoria própria.

Enquanto realiza a transferência: oxigenoterapia, inalação com β_2-agonista de curta duração e ipratrópio, corticosteroide EV. A administração de sulfato de magnésio EV (20 mL em 100 mL de SF 0,9%, em 20 minutos) deve ser considerada se não observar resposta às medidas iniciais.

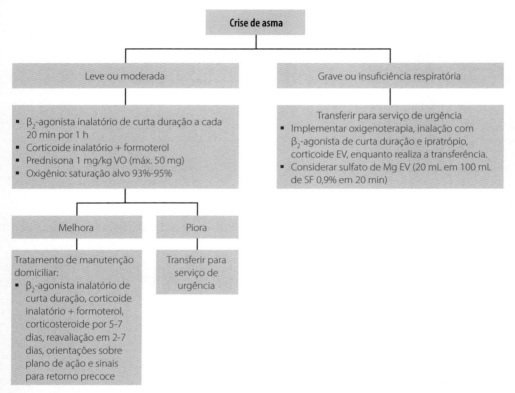

Figura 22.1 – Manejo da crise de asma no adulto.
Fonte: Autoria própria.

Bibliografia

- GINA. Guide for Asthma Management and Prevention. Global Initiative for Asthma, 2019.
- Gusso G, Lopes JMC. Tratado de Medicina de Família e Comunidade: princípios, formação e prática. Porto Alegre: Artmed; 2012.
- National Asthma Education and Prevention Program. Expert panel report III: Guidelines for the diagnosis and management of asthma. National Heart, Lung, and Blood Institute, 2007.
- Simon, Everitt, van Dorp. Manual de Clínica Geral de Oxford. 3º edição, 2013.
- Valladão JBR, Gusso G, Olmos RD. Manual do Residente de Medicina de Família e Comunidade. Atheneu, 2017.

23 | Exacerbação de Asma na Criança

Juliana Vieira Esteves
Nelson Alves da Silva Júnior
Natasha Paltrinieri Garcia

Considerações gerais

A asma é uma doença frequente na infância, caracterizada como obstrução ao fluxo aéreo reversível espontaneamente ou com tratamento. A importância da asma como problema de saúde pública leva à necessidade do desenvolvimento de consensos para o manejo. A característica de sazonalidade da asma pode ser observada pelo aumento da procura pelos serviços de saúde, hospitalizações e mortalidade em determinadas épocas do ano. O aumento nos quadros de agudização estão associados não só a fatores climáticos, mas também à poluição ambiental e à variação da concentração de alérgenos (fungos, bactérias, vírus e ácaros).

Quadro clínico

- Fatores de risco: a asma é uma doença multifatorial, podendo estar relacionada com fatores genéticos, ambientais e imunológicos. O histórico familiar, tabagismo passivo, histórico de rinite alérgica ou dermatite atópica, exposição à poluição, histórico de hiper-responsividade brônquica e níveis séricos de IgE elevados podem ser considerados fatores de risco para o desenvolvimento da asma.
- Fatores desencadeantes: pelos de animais, pólen, alérgenos ambientais, baixa adesão ao tratamento, infecção de vias aéreas associada.
- Sinais e sintomas: dispneia, tosse, sibilância expiratória difusa, podendo progredir para inspiratória e diminuição do murmúrio vesicular, taquipneia, posição de tripé.
- Sinais de alerta: uso de musculatura acessória, saturação de O_2 abaixo de 92%, cianose, rebaixamento do nível de consciência ou agitação psicomotora, frequência respiratória (FR) superior a 40 mrpm em crianças entre 1 ano e 5 anos de idade, FR superior a 60 em bebês até 2 meses, FR superior a 50 em bebês entre 2 meses e 1 ano de idade.

Diagnóstico

A abordagem diagnóstica deve ser breve e não retardar o tratamento. A investigação da descompensação deve ser reservada para um momento posterior, ou para casos em que não há histórico de asma prévia ou há histórico de outras comorbidades.

- O pico de fluxo expiratório fornece medidas confiáveis da limitação ao fluxo aéreo, auxiliando no diagnóstico de gravidade do quadro.
- A radiografia torácica está indicada na suspeita de complicações e infecções de vias aéreas associadas, sem melhora após manejo inicial, na possibilidade de transferência para um hospital de referência, como também na suspeita de pacientes imunossuprimidos, cardiopatas e portadores de doença pulmonar estrutural.

Diagnósticos diferenciais

- Obstrução de vias aéreas superiores: edema de laringe, crupe (laringotraqueobronquite), corpo estranho;
- Insuficiência cardíaca aguda;
- Displasia broncopulmonar;
- Toxocaríase;
- Neoplasia torácica;
- Broncoaspiração;
- Tuberculose;
- Bronquiectasia;
- Infecção das vias aéreas superiores;
- Doenças que apresentam a asma como um de seus componentes: granulomatose eosinofílica, pneumonia eosinofílica;
- Fibrose cística;
- Discinesia ciliar primária.

Manejo inicial

- Histórico e exame físico: avaliar uso de medicações, início da crise, presença ou ausência de febre. Avaliar a frequência respiratória, pico de fluxo expiratório quando disponível, saturação de oxigênio, uso de musculatura acessória, ausculta cardiopulmonar.
- Classificação da gravidade em: leve, moderada ou grave. Os casos de asma grave ou insuficiência respiratória devem ser transferidos para sala de emergência até o momento do deslocamento para hospital de referência.

Tabela 23.1
Classificação da gravidade da crise de asma

	Leve	Moderada	Grave	Insuficiência respiratória
Falta de ar	Quando anda	Quando fala	Em repouso	Em repouso
Fala	Respira entre frases	Respira entre frases	Respira entre palavras	Muito cansado para falar
FR	Normal ou aumentada	Aumentada	Aumentada	Aumentada, normal ou diminuída
FR normal em crianças acordadas:				
Idade < 2 meses 2-12 meses 1-5 anos 6-8 anos			FR < 60/min < 50/min < 40/min < 30/min	
Estado geral	Normal	Prostrado, se crise prolongada	Prostrado ou agitado	Sonolento, confuso
Peak flow (em relação ao previsto ou ao de base)	> 70%	50%-70%	< 50%	Não é possível realizar
Musculatura acessória	Não	Leve a moderada	Intensa	Variável, de intensa a sem desconforto (fadiga)
Ausculta	Sibilos expiratórios	Sibilos inspiratórios e expiratórios	Sibilos inspiratórios e expiratórios	Murmúrio vesicular diminuído, sem sibilos
Sat O_2	> 95%	90%-95%	< 90%	< 90%

Fonte: Valladão JBR, Gusso G, Olmos RD. Manual do Residente de Medicina de Família e Comunidade. Atheneu, 2017.

Exacerbação de Asma na Criança

Critérios de transferência

Transferir quando
- Asma moderada, grave ou insuficiência respiratória;
- Saturação de O_2 em ar ambiente abaixo de 92%;
- Pico de fluxo expiratório inferior a 40%;
- Cianose;
- Uso de musculatura acessória;
- Taquipneia grave;
- Criança sem melhora após manejo inicial com corticoide e broncodilatador.

A transferência segura deste paciente requer
- Monitorização completa;
- Suplementação de oxigênio;
- Acesso venoso;
- Ambulância padrão UTI com respirador e desfibrilador cardíaco.

Manejo

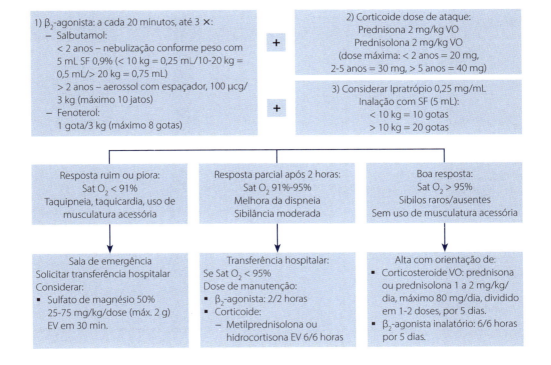

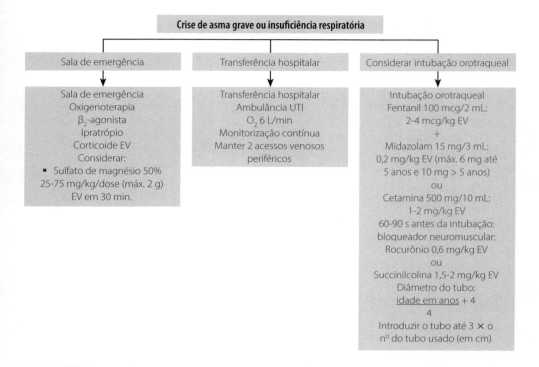

Tabela 23.2
Principais medicações para o manejo da crise de asma na criança

- β2-agonista de curta duração:
  – Fenoterol: 1 gota/3 kg (máx. 8 gotas), nebulização com 5 mL SF 0,9%
  – Salbutamol com espaçador: 100 μcg/3 kg (máx. 10 jatos)
  – Salbutamol por nebulização: dose conforme peso com 5 mL SF 0,9% (< 10 kg = 0,25 mL/10-20 kg = 0,5 mL/> 20 kg = 0,75 mL)

- Anticolinérgicos: – Ipratrópio: dose conforme peso com 5 mL SF 0,9% (< 10 kg = 10 gotas e > 10 kg = 20 gotas)

- Corticoides:
  – Prednisona VO: dose de ataque = 2 mg/kg, dose de manutenção = 1-2 mg/kg/dia em 1-2 tomadas ao dia (máx. 80 mg/dia)
  – Prednisolona VO: dose de ataque = 2 mg/kg (máx. 40 mg), dose de manutenção = 1-2 mg/kg/dia em 1-2 tomadas ao dia (máx. 80 mg/dia)
  – Hidrocortisona EV: dose de ataque = 5 mg/kg, dose de manutenção = 8 mg/kg/dia de 6/6 horas (máx. 200-300 mg/dose)
  – Metilprednisolona EV: dose de ataque = 2 mg/kg, dose de manutenção = 2 mg/kg/dia de 6/6 horas (máx. 80 mg/dose)

Fonte: Autores.

Bibliografia

- Bel EH, Sousa A, Fleming L, et al. Diagnosis and definition of severe refractory asthma: an international consensus statement from the Innovative Medicine Initiative (IMI). Thorax 2011; 66:910.

- Gil Z. Shlamovitz, MD; Tracy Hawthorne, MHS, PA-C. Intravenous Ketamine in a Dissociating Dose as a Temporizing Measure to Avoid Mechanical Ventilation in Adult Patient With Severe Asthma Exacerbation. J Emerg Med. 2011;41(5):492-494.
- Global Initiative for Asthma. Global Strategy for Asthma Management and Prevention, 2018. Available from: www.ginasthma.org
- Leiner, CG et al. Expiratory peak flow rate. Standard values for normal subjects. Use a clinical test of ventilatory function. Am Rev Respir Dis 1963; 88: 644.
- Stein LM, Cole RP. Early administration of corticosteroids in emergency room treatment of acuteasthma. N Engl J Med 1986; 314: 150-2.
- Takemoto CK, Hodding JH, Kraus DM. Lexi-Comp's Pediatric Dosage Handbook: Including Neonatal Dosing, Drug Administration, & Extemporaneous Preparations. Lexi-comp, 2004.

24 | Exacerbação de DPOC

Deoclécio Avigo
Aline de Souza Oliveira
José Benedito Ramos Valladão Júnior

Considerações gerais

A doença pulmonar obstrutiva crônica (DPOC) é marcada durante sua evolução pela presença de períodos de piora aguda dos sintomas respiratórios, chamados de exacerbação e que se configuram como situação de urgência/emergência.

Os portadores de DPOC apresentam episódios de exacerbação em média de 1 a 3 vezes ao ano e as exacerbações respondem a maior parte da morbidade e mortalidade acarretada pela doença.

Quadro clínico

Características clínico-epidemiologias
- DPOC raramente ocorre antes dos 35 anos;
- O portador de DPOC raramente não terá histórico de tabagismo;
- A dispneia do portador de DPOC é persistente e progressiva com o envelhecimento do indivíduo;
- É comum no DPOC, a ocorrência de tosse crônica produtiva e muito raramente existem despertares noturnos por sintomas.

Fatores desencadeantes
- Infecções agudas de vias aéreas superiores virais ou bacterianas;
- Má aderência medicamentosa;
- Exposição à partículas poluentes;
- Mudanças na temperatura e umidade;
- Refluxo gastresofágico e/ou disfunção da deglutição com aspiração;
- Condições associadas: embolia pulmonar, pneumonia, insuficiência cardíaca.

Sinais e sintomas
- Piora da dispneia;
- Piora da tosse crônica;

- Piora do aspecto da expectoração;
- Sibilância;
- Hipoxemia;
- Cianose;
- Uso de musculatura acessória;
- Alteração do estado mental.

Sinais de alerta
- Insuficiência respiratória;
- Instabilidade hemodinâmica;
- Rebaixamento do nível de consciência;
- *Cor pulmonale*: edema de membros inferiores, turgência jugular, refluxo hepatojugular.

Diagnósticos diferenciais

O diagnóstico é clínico e marcado pela piora dos sintomas respiratórios em relação ao habitual.

Exame clínico
- Avaliação de sinais vitais;
- Avaliação de estado mental;
- Oximetria de pulso com hipoxemia;
- Tórax em barril (diâmetro anteroposterior aumentado);
- Esforço expiratório;
- Murmúrio vesicular diminuído;
- Sibilância;
- Cianose;
- Tiragem de fúrcula/intercostal;
- Sinais de *cor pulmonale*.

Exames complementares
Recomendados em casos de dúvida diagnóstica ou exacerbações moderadas/graves.
- Hemograma;
- Gasometria arterial;
- Eletrólitos, ureia e creatinina;
- Radiografia torácica;
- Tomografia torácica;
- Eletrocardiograma;
- Análise do escarro.

Diagnósticos diferenciais
- Asma;
- Insuficiência cardíaca;

- Arritmia cardíaca;
- Broncopneumonia;
- Tromboembolismo pulmonar.

Manejo inicial

A maioria dos pacientes com uma exacerbação de DPOC estão suficientemente estáveis e podem ser tratados ambulatorialmente com:

- **Oxigenoterapia:** meta de saturação de 88%-92%.
- **β_2-agonista de curta duração:** inalação na maior dose tolerável associado a anticolinérgico.
- **Corticoide:** via oral e endovenosa têm eficácia semelhante, realizar dose de ataque e manutenção domiciliar por via oral por 5-7 dias.
- **Antibioticoterapia:** na presença de 2 das 3 características seguintes:
  – Aumento da dispneia;
  – Aumento da quantidade de expectoração;
  – Aumento da purulência da expectoração.

Principais medicações na exacerbação da DPOC:

- β_2-agonista de curta duração:
  – Fenoterol: 100 a 200 mcg (inalador), 10 a 20 gotas (nebulizador);
  – Salbutamol: 100 a 200 mcg (inalador), 10 a 20 gotas (nebulizador) – menos efeitos colaterais.
- Anticolinérgicos:
  – Ipratrópio: 30 a 40 gotas (nebulizador).
- Corticoides:
  – Prednisona: ataque de 60 mg e manutenção de 40 mg/d por 5 dias (via oral);
  – Hidrocortisona: 200 a 500 mg (via endovenosa);
  – Metilprednisolona: 40 mg (via endovenosa).
- Antibióticos:
  – Amoxicilina 500 mg de 8/8 h por 7 dias (via oral);
  – Amoxicilina-clavulanato (875 + 125 mg) de 12/12 h por 7 dias (via oral);
  – Levofloxacina 500 mg 1 ×/dia por 7 dias (via oral).

Fonte: Valladao JBR, Gusso G, Olmos RD. Manual do Residente de Medicina de Família e Comunidade. Atheneu, 2017.

Critérios de transferência

- Encaminhar para pronto-socorro na presença de:
  – Cianose central;
  – Edema periférico;
  – Insuficiência respiratória;
  – DPOC de base grave ou muito grave;
  – Rebaixamento do nível de consciência;
  – Idade ou comorbidade significativa;
  – Refratariedade ao tratamento inicial.

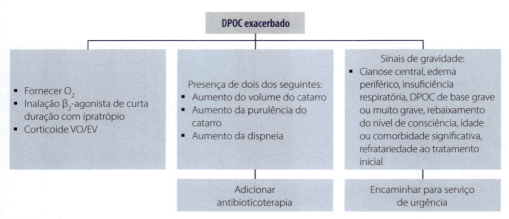

Figura 24.1 – Manejo da exacerbação da DPOC.
Fonte: Autoria própria.

Bibliografia

- Chronic Obstructive Pulmonary Disease. American Academy of Family Physicians, 2016.
- Gold. Guide to Chronic Obstructive Pulmonar Disease (COPD): Diagnosis, Management and Prevention. Global Initiative for Chronic Obstructive Lung Disease, 2016.
- National Institute for Heath and Care Excellence. Chronic obstructive pulmonary disease: Management of chronic obstructive pulmonary disease in adults in primary and secondary care. NICE guideline CG101 (2010).
- Ram FS, et al. Antibiotics for exacerbations of chronic obstructive pulmonary disease. Cochrane Database Syst Rev. 2006;(2):CD004403.
- Valladao JBR, Gusso G, Olmos RD. Manual do Residente de Medicina de Família e Comunidade. Atheneu, 2016.
- Wood-Baker RR, et al. Systemic corticosteroids for acute exacerbations of chronic obstructive pulmonary disease. Cochrane Database Syst Rev. 2005;(1):CD001288.

25 | Pneumonia no Adulto

Beatriz Motta Sampaio
Izaura Euzébio Coelho
Tatiana Milla Mandia

Considerações Gerais

As infecções do trato respiratório inferior são a doença infecciosa mais mortal, resultando em 3 milhões de mortes, em todo o mundo, em 2016. Pneumonia adquirida na comunidade (PAC) é uma infecção do parênquima pulmonar com alta morbidade e mortalidade em todas as faixas etárias em todo o mundo. Nos Estados Unidos, é, juntamente com a influenza, a oitava maior causa de morte entre os adultos. De acordo com os dados do SUS, PAC foi a quinta causa de mortalidade entre adultos, excluindo-se mortalidade por causas externas. A mortalidade da PAC varia de menos de 1% para casos ambulatoriais, 12% para casos que necessitam de internação, e pode chegar a 40% nos casos que necessitam de UTI.

Etiologia

O *Streptococcus pneumoniae* (o pneumococo) é o patógeno causador mais comum de PAC em diversos níveis de gravidade e faixas etárias de pacientes. No entanto, outros estudos constataram que o vírus da gripe (influenza) é a causa mais comum de PAC em adultos.

O segundo germe, em frequência, dependerá dos métodos diagnósticos usados, das características do paciente e das variações sazonais. De maneira geral, pode-se afirmar que:

- Quanto mais se procura um germe atípico (*Mycoplasma pneumoniae*, *Chlamydophilia pneumoniae* e *Legionella pneumophila*), maior a chance de ele ser encontrado.
- Os germes atípicos causam pneumonia em todas as idades e em todas as comorbidades. A maioria dos consensos recentes recomenda tratar um germe atípico em pacientes com pneumonia comunitária. Além disso, o termo pneumonia atípica não deve mais ser usado, pois nem pelo quadro clínico nem pelo quadro radiológico se pode dizer com certeza qual é o germe.
- Estudos têm mostrado que até 25% dos pacientes podem ter infecções mistas, como pneumococo mais germe atípico, e que essas infecções mistas podem ter um pior prognóstico.

Tabela 25.1
Germes específicos e risco de PAC
• *Haemophilus influenzae*: maior risco em pacientes com DPOC e tabagistas.
• Pneumococo resistente: idade > 65 anos, uso de ß-lactâmico nos últimos três meses, alcoolismo, múltiplas comorbidades e doenças imunossupressoras.
• Anaeróbicos: alcoolismo, doenças neurológicas, distúrbios de deglutição, rebaixamento do nível de consciência, convulsão, dentes em péssimo estado.

Fonte: Martins HS, Neto RAB, Neto AS, Velasco IT. Emergências Clínicas - abordagem prática. 3. Ed. Manole; 2007. P. 702.

Tabela 25.2
Fatores de risco para PAC com germes específicos
• Alcoolismo: anaeróbicos, pneumococo resistente à penicilina, bacilos Gram-negativos e tuberculose.
• Tabagismo/DPOC: *Haemophilus influenzae* e *Moraxella catarrhalis*.
• Dentes em péssimo estado: anaeróbicos e bacilos Gram-negativos.
• Moradores de casa de repouso: bacilos Gram-negativos, anaeróbicos.
• Bronquiectasias e fibrose cística: *Pseudomonas*.
• Obstrução brônquica: anaeróbicos.
• Uso recente de antibiótico de amplo espectro: *Pseudomonas*, bacilos Gram-negativos e pneumococo resistente à penicilina.

Fonte: Martins HS, Neto RAB, Neto AS, Velasco IT. Emergências Clínicas - abordagem prática. 3. Ed. Manole; 2007. P. 702.

Pneumonia em pacientes muito idosos (> 80 anos)

Acredita-se que idade avançada não seja um fator independente para má evolução de PAC. Entretanto, indivíduos idosos têm mais comorbidades (insuficiência cardíaca, demência, DPOC, etc.), estado geral mais comprometido e no geral apresentam maiores taxas de complicações e óbito. Via de regra, os estudos mostram:

- Pneumococo é o germe mais frequente isolado.
- Aspiração é mais frequente quando se compara a pacientes com menos de 80 anos.
- Complicações intra-hospitalares, em média, são de 30% a 35% e a mortalidade global é de 15% no muito idoso.
- Fatores independentemente associados a pior prognóstico no paciente muito idoso:
  - Germe Gram-negativo isolado.
  - Choque.
  - Insuficiência renal.
  - Confusão à chegada ao hospital.
  - Insuficiência respiratória.

História

O objetivo da coleta da história deve ser detectar sintomas consistentes com PAC, defeitos imunológicos e o possível risco de exposição a patógenos específicos.

Sinais clínicos e achados de infecção (febre ou calafrios e leucocitose) e sintomas respiratórios (incluindo tosse, normalmente com aumento da produção de escarro, expectoração, dispneia, dor pleurítica e hemoptise) costumam estar presentes.

Sintomas inespecíficos como mialgia e artralgia podem ser relatados.

Em pacientes de idade avançada, pacientes com doenças crônicas e pacientes imunocomprometidos, os sinais e sintomas de infecção pulmonar podem ser menos intensos e a pneumonia pode não ser detectada devido à presença de sintomas não respiratórios.

A infecção por *Mycoplasma pneumoniae* é mais comum em jovens e pacientes tratados com antibiótico previamente à manifestação atual de pneumonia. Ela pode se apresentar como manifestações extrapulmonares como miringite, encefalite, uveíte, irite e miocardite.

Exame físico

No exame físico, o paciente pode apresentar febre, taquicardia ou dispneia em repouso. A ausculta torácica pode revelar crepitações, estertores ou sopro, e pode haver a presença de macicez à percussão ou frêmito vocal tátil. É fundamental se aferir a saturação de oxigênio (oximetria de pulso).

Diagnóstico

No âmbito de atenção primária, a presença de características como sintoma respiratório inferior, ausculta positiva e febre permitem o diagnóstico clínico. Nesses casos, investigações adicionais não costumam se fazer necessárias, caso não haja sinais de gravidade.

Nos casos em que há dúvida diagnóstica ou sinais de gravidade, o principal exame a ser realizado é a radiografia torácica. Projeções posteroanteriores (PA) e laterolaterais (perfil) aumentam a probabilidade do diagnóstico de pneumonia e são úteis para fornecer informações sobre local, extensão, complicações e estabelecer a gravidade da doença.

Feito o diagnóstico de pneumonia, deve-se avaliar se há necessidade de outros exames complementares.

Pacientes que não necessitam de exames adicionais:
- Idade < 50 anos.
- Ausência de IC, câncer, doença hepática, insuficiência renal ou doença cerebrovascular.
- Ausência de alterações marcantes no exame físico.
- Classificados como PORT 1 (estratificação de risco descrita na Tabela 25.3).

Nos demais pacientes, em geral, se recomenda os seguintes exames (inicialmente):
- Hemograma, ureia, creatinina, sódio, potássio e glicemia.
- Não existe evidência para se colher outros exames de rotina.
  - Gasometria arterial: apenas se houver hipoxemia (saturação de oxigênio < 90%), insuficiência respiratória ou na suspeita de hipercapnia no paciente com DPOC.
  - Sorologia para o HIV (após esclarecimento e consentimento): pacientes com fatores de risco ou achados clínico-radiológicos atípicos.
- Pacientes classificados como PORT II não necessitam de outros exames.

Todos os pacientes classificados como PORT III, IV ou V, devem ser transferidos para serviço hospitalar onde deve realizar exames adicionais como:
- Bacterioscopia do escarro com coloração Gram.
- Dois pares de hemoculturas de sítios diferentes. A positividade varia de 6% a 20%, e os germes isolados mais frequentes são: pneumococo (~60%), *S. aureus* e *E. coli.*

- Pesquisa dos antígenos urinários de *Legionella* e pneumococo (não é indicado de rotina em PAC que terão tratamento ambulatorial).

Tabela 25.3
Variáveis dos escores PORT (índice de gravidade da pneumonia)

Características		Pontos
Fatores demográficos		
1. Idade homem		Anos
2. Idade mulher		Anos -10
3. Residente em casa de repouso		Anos +10
Comorbidades		
4. Câncer		+30
5. Doença hepática (cirrose hepática ou hepatite crônica ativa)		+20
6. Insuficiência cardíaca		+10
7. Doença cerebrovascular		+10
8. Insuficiência renal		+10
Exame físico		
9. Estado mental alterado (de início com a pneumonia)		+20
10. Frequência respiratória > 30/minuto		+20
11. PA sistólica < 90 mmHg		+20
12. Temperatura < 35 °C ou > 40 °C		+15
13. Pulso > 125/minuto		+10
Laboratório e radiografia		
14. pH < 7,35		+30
15. Ureia > 60 mg/dL		+20
16. Sódio < 130 mEq/ L		+20
17. Glicemia > 250 mg/ dL		+10
18. Hematócrito < 30%		+10
19. PaO_2 < 60 mmHg ou saturação O_2 < 90%		+10
20. Derrame pleural		+10
Classificação	*Somatória*	*Recomendação*
PORT I	Sem pontuação	Possível tratamento ambulatorial
PORT II	≤ 70 pontos	Possível tratamento ambulatorial
PORT III	71-90 pontos	
PORT IV	91-130 pontos	Transferir para serviço hospitalar
PORT V	> 130 pontos	Transferir para serviço hospitalar

Fonte: Adaptada de Fine MJ, Auble TE, Yealy DM. A prediction rule to identify low-risk patients with community-acquired pneumonia. N Engl J Med 1997; 336:243.

A maneira mais acessível, prática e validada atualmente para se estratificar o risco de complicações e morte é dada pelos critérios CRB-65 (*Confusion, Respiratory, Blood Pressure, Age 65*). Anteriormente, também se utilizava a uréia como uma das variáveis (CURB-65), mas tem sido cada vez menos utilizada na prática geral.

Tabela 26.4		
Escore de prognóstico CRB-65		
Variáveis (1 ponto para cada uma, se presente)		
• Confusão mental		
• Frequência respiratória ≥ 30 ipm		
• Pressão sistólica < 90 mmHg ou diastólica ≤ 60 mmHg		
• Idade ≥ 65 anos		
Somatória	Mortalidade	Recomendação
0	Baixa (1,2%)	Tratamento ambulatorial
1-2	Moderada (8,15%)	Considerar encaminhamento para serviço hospitalar
3-4	Alta (31%)	Transferir para serviço hospitalar de urgência

Fonte: British Toracic Society guidelines for the management of community acquired pneumonia in adults: update 2009.

Diagnósticos diferenciais

- Mais frequentes: traqueobronquite, sinusite, tromboembolia pulmonar, tuberculose, edema pulmonar cardiogênico e não cardiogênico, câncer de pulmão e bronquiectasias.
- Menos frequentes: pericardite, dor muscular, vasculite, linfangite carcinomatosa, bronquiolite obliterante, pneumonite por hipersensibilidade, corpo estranho, aspiração química, doenças ocupacionais, pneumonia eosinofílica, lúpus, hemorragia alveolar, Hantavírus, sarcoidose, pneumonite por radiação, proteinose alveolar, síndrome torácica aguda e anormalidades congênitas pulmonares.

Abordagem do tratamento

O local de tratamento é uma das decisões mais importantes e tem grande impacto, sobretudo nos custos. Estima-se que internar um paciente com pneumonia aumenta em mais de vinte vezes o custo da terapêutica. A classificação adequada do paciente conforme os escores CRB-65 ou PORT devem ser utilizados como guia para identificar os pacientes de manejo ambulatorial e hospitalar.

Algumas observações são importantes:

- Recomendações importantes para pacientes ambulatoriais são: não fumar, repousar, permanecer bem hidratados. Os pacientes também devem ser aconselhados a relatar qualquer sintoma de dor torácica, letargia, dispneia grave ou crescente.
- Em pacientes ambulatoriais com tratamento domiciliar adequado, os sintomas devem melhorar em 48 horas. Depois desse período, recomenda-se uma reavaliação. Caso não haja melhora em 48 horas, deve-se considerar a internação hospitalar.
- Aproximadamente 10% dos pacientes ambulatoriais não respondem à antibioticoterapia e precisam de hospitalização.
- Uso de amoxicilina para tratamento de PAC em adultos: além dos macrolídeos, também tem sido apontada como primeira opção para pacientes com zero pontos no escore CRB-65 ou PORT I e II.
- Pacientes classificados com zero pontos no escore CRB-65 ou PORT I e II: não é recomendável terapia com quinolonas, pois o uso indiscriminado tem impactado de maneira importante a resistência bacteriana. Nesses pacientes, preferir utilizar apenas em casos de intolerância ou alergia a amoxicilina e macrolídeo.

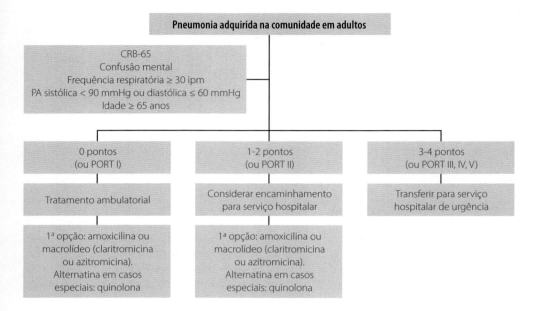

Bibliografia

- Alimi Y, Lim WS, Lansbury L, et al. Systematic review of respiratory viral pathogens identified in adults with community-acquired pneumonia in Europe. J Clin Virol. 2017 Oct;95:26-35.
- File TM Jr, Marrie TJ. Burden of community-acquired pneumonia in North American adults. Postgrad Med 2010; 122:130.
- Fine MJ, Auble TE, Yealy DM. A prediction rule to identify low-risk patients with community-acquired pneumonia. N Engl J Med 1997; 336:243.
- Kaysin A, Viera AJ. North Carolina. Community-Acquired Pneumonia in Adults: Diagnosis and Management. Am Fam Physician. 2016 Nov 1;94(9):698-706.
- Lim WS, Baudouin SV, George RC, et al; Pneumonia Guidelines Committe of the BTS Standards of Care Committe. British Toracic Society guidelines for the management of community acquired pneumonia in adults: update 2009. Thorax. 2009 Oct;64(suppl 3):iii1-iii55.
- Mandell LA, Wunderink RG, Anzueto A, et al. Infectious diseases Society of America/ American Thoracic Society consensus guidelines on the management of community-acquired pneumonia in adults. Clin Infect Dis. 2007 Mar 1;44(suppl 2): S27-S72.
- Martin HS, Neto RAB, Neto AS, Velasco IT. Emergências clínicas-abordagem prática. 3. Ed. Manole; 2007. p. 530-550.
- World Health Organization. The top 10 causes of death. May 2018 [internet publication].

26 | Pneumonia na Criança

Bruno Cesar Eloi de Freitas
Tales Massato Shibata

Considerações gerais

Infecções respiratórias são comuns na infância. Espera-se que uma criança normalmente apresente uma frequência de 4-8 episódios/ano durante os seus primeiros 5 anos de vida.

A pneumonia é a forma mais grave de uma infecção respiratória e figura como a principal causa de óbito em crianças, especialmente em países em desenvolvimento.

Define-se pneumonia na infância como uma infecção pulmonar caracterizada pela presença de febre e alterações respiratórias agudas que pode haver ou não alterações radiográficas (como infiltrados ou condensações pulmonares).

É particularmente importante reconhecer que crianças maiores e adolescentes podem manifestar quadro de pneumonia de maneira atípica: febre e dor abdominal, sem apresentarem sintomas respiratórios agudos.

Quadro clínico

Fatores de risco

Crianças em países em desenvolvimento estão particularmente expostas a maiores riscos especialmente em função de:

- Aglomeração;
- Baixa cobertura vacinal;
- Baixo nível socioeconômico;
- Baixo peso ao nascer;
- Desmame precoce;
- Desnutrição;
- Tabagismo domiciliar;
- Dificuldade e demora no acesso a serviços de saúde;
- Existência de doenças de base que afetam o sistema imunológico, cardiopulmonar ou sistema nervoso central.

Etiologia

		Tabela 26.1
		Principais agentes etiológicos causadores de pneumonia na infância
Idade	*Etiologia*	*Aspecto clínico relevante*
0-20 dias	Estreptococo do grupo B	Sepse precoce; pneumonia grave, bilateral, difusa.
	Enterobactérias	Infecção nosocomial, geralmente após os 7 primeiros dias de vida.
	Citomegalovírus	Outros sinais de infecção congênita.
	Listeria monocytogenes	Sepse precoce.
3 semanas a 3 meses	*Chlamydia trachomatis*	Infecção genital materna. Afebril, progressiva, subaguda, infiltrado intersticial.
	Vírus sincicial respiratório (VSR)	Pico de incidência entre 2-7 meses de vida. Rinorreia profusa, sibilância, predomínio no inverno e primavera.
	Parainfluenza	Quadro semelhante ao VSR, afetando crianças maiores, sem caráter sazonal.
	Streptococcus pneumoniae	Provavelmente a causa mais comum de pneumonia bacteriana.
	Bordetella pertussis	Pneumonia pode ocorrer em casos graves.
	Staphylococcus aureus	Doença grave, frequentemente complicada.
4 meses a 4 anos	VSR, parainfluenza, influenza, adenovírus, rinovírus.	Causam pneumonia frequentemente entre as crianças mais jovens desse grupo etário.
	Streptococcus pneumoniae	Causa mais provável de pneumonia lobar ou segmentar. Pode causar outras formas.
	Haemophilus influenzae	Tipo b: em desaparecimento devido ao uso da vacina conjugada em larga escala. Outros tipos também causam pneumonia.
	Staphylococcus aureus	Doença grave, frequentemente complicada entre os mais jovens desse grupo etário.
	Mycoplasma pneumoniae	Crianças mais velhas nesse grupo etário.
	Mycobacterium tuberculosis	História epidemiológica, ausência de resposta terapêutica aos antibióticos.
5 a 15 anos	*Mycoplasma pneumoniae*	Causa frequente nesse grupo de pacientes; apresentação radiológica variável.
	Chlamydia pneumoniae	Causa controversa entre as crianças mais velhas desse grupo etário.
	Streptococcus pneumoniae	Causa mais frequente de pneumonia lobar. Pode haver outras apresentações radiológicas.
	Mycobacterium tuberculosis	Frequência aumentada no início da puberdade e na gravidez.

Fonte: McIntosh, K. (2002). Community-Acquired Pneumonia in Children. New England Journal of Medicine, 346(6), 429-437.

Sinais e sintomas

As principais manifestações da pneumonia na infância ocorrem por meio de:

- Tosse;
- Taquipneia;
- Febre;
- Dificuldade para respirar (batimento de asa do nariz, tiragem intercostal ou de fúrcula);
- Dor torácica/abdominal.

Tabela 26.2
Valores de referência para taquipneia em crianças até 5 anos

Idade	Frequência respiratória normal (respirações/minuto)	Taquipneia (ponto de corte)
2 a 12 meses	25-40	50
1 a 5 anos	20-30	40
> 5 anos	15-25	20

Fonte: World Health Organization. Tuberculosis and Respiratory Infections Unit. (1985). Case management of acute respiratory infections in children in developing countries: report of a working group meeting, Geneva, 3-6 April 1984, 2nd rev. World Health Organization.

Sinais de alerta

Tabela 26.3
Critérios de severidade e hospitalização em crianças com pneumonia

Idade	Internação
< 2 meses	Sempre
2 meses a 1 ano	$SatO_2$ < 92% ou cianose
	FR > 70 rpm
	Tempo prolongado de enchimento capilar > 2 s
	Inapetência
	Apneia intermitente
	Dificuldade respiratória (batimento de asa do nariz, tiragem intercostal ou de fúrcula)
	Condições crônicas (por exemplo, doença cardíaca congênita, doença pulmonar crônica da prematuridade, condições respiratórias crônicas que levam a infecções como fibrose cística, bronquiectasia, deficiência imunológica)
> 1 ano	$SatO_2$ < 92% ou cianose
	FR > 50 rpm
	Tempo prolongado de enchimento capilar > 2 s
	Gemência
	Sinais de desidratação
	Dificuldade respiratória (batimento de asa do nariz, tiragem intercostal ou de fúrcula)
	Condições crônicas (por exemplo, doença cardíaca congênita, doença pulmonar crônica da prematuridade, condições respiratórias crônicas que levam a infecções como fibrose cística, bronquiectasia, deficiência imunológica)

Fonte: Harris M, Clark J, Coote N, et al. British Thoracic Society guidelines for the management of community acquired pneumonia in children: update 2011Thorax 2011;66:ii1-ii23.

Diagnósticos e diferenciais

Os principais diagnósticos diferenciais frente a suspeita de pneumonia na infância são:

- Asma;
- Aspiração de corpo estranho;
- Bronquiolite;
- Broncospasmo;
- Fibrose cística;
- Pneumonia aspirativa;
- Tuberculose.

Radiografia de tórax

Pode ser útil, mas não necessita ser realizado de rotina para crianças sem gravidade e sem necessidade de internação, uma vez que não há evidência na alteração do desfecho clinico.

É importante que o médico tenha claro que a radiografia de tórax não define etiologia e, mesmo normal, não exclui o diagnóstico de pneumonia.

Recomenda-se realizar radiografia de tórax nas seguintes situações:
- Se há dúvida de diagnóstico;
- Pneumonia com hipoxemia, desconforto respiratório, dentre outros sinais de gravidade;
- Falha de resposta ao tratamento em 48 a 72 horas ou se piora progressiva, para verificar complicações (empiema, pneumotórax, escavação);
- Paciente hospitalizado.

Manejo inicial

O tratamento de uma criança com pneumonia deve envolver suporte respiratório com oxigenoterapia (se necessário) e antibioticoterapia.

A duração da terapia oral com antibióticos geralmente recomendada é de 7 a 10 dias que pode ser estendida até 14 dias dependendo da resposta clínica de cada criança.

Os critérios de boa resposta clínica são: ausência de febre, melhora da ausculta pulmonar e bom estado geral da criança.

Tabela 26.4
Principais antimicrobianos e posologia de tratamento de PAC em crianças

Antimicrobiano	Via	Dose diária	Intervalo	Duração
Amoxicilina	VO	50 mg/kg/dia	8/8 h	10 dias
Amoxicilina-clavulanato	VO	50 mg/kg/dia	12/12 h	10 dias
Axetil-cefuroxima	VO	30 mg/kg/dia	12/12h	10 dias
Azitromicina	VO	10 mg/kg/dia	1 ×/dia	10 dias
Cefaclor	VO	40 mg/kg/dia	8/8 h	10 dias
Cefprozil	VO	15 mg/kg/dia	12/12 h	10 dias
Claritromicina	VO/EV	15 mg/kg/dia	12/12 h	10 dias
Eritromicina	VO/EV	25-50 mg/kg/dia	6/6 h	14 dias

Fonte: Nascimento-Carvalho CM, Souza-Marques HH. Recomendação da Sociedade Brasileira de Pediatria para antibioticoterapia em crianças e adolescentes com pneumonia comunitária. Rev Panam Salud Publica. 2004;15(6):380-87.

Critérios de transferência

Todas as crianças com pneumonia e alguma das características abaixo deve ser transferida para avaliação, aprimoramento investigativo, suporte clínico e tratamento em ambiente hospitalar:
- Crianças menores de 2 meses;
- Toxemia;

- SatO$_2$ < 92%;
- Associação com ASMA;
- Uso de musculatura acessória (tiragem intercostal e de fúrcula);
- Taquipneia:
  - < 1 ano = FR > 50;
  - 1 a 5 anos = FR > 40;
  - > 5 anos = FR > 20.
- Desidratação/vômitos/inapetência/estado geral comprometido;
- Dificuldades familiares em medicar e observar cuidadosamente;
- Sinais radiológicos de gravidade;
- Imunodepressão:
  - Primária;
  - Neutropênicos;
  - Pós-transplantados em uso de imunossupressores;
  - Mucoviscidóticos;
  - Renais crônicos;
  - Hepatopatas em uso de corticosteroides;
  - Presença de doenças congênitas com comprometimento cardíaco e/ou pulmonar.

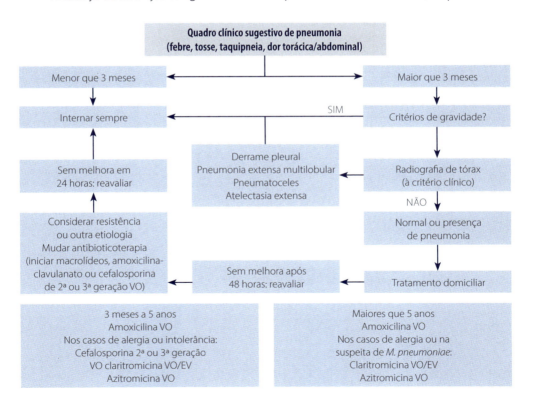

Figura 26.1 – Manejo da pneumonia em crianças.
Fonte: Autoria própria.

Bibliografia

- Aquino, Maria Zilda de Aquino. Padronização para Diagnóstico e Tratamento da Pneumonia Adquirida na Comunidade em Crianças Menores de 15 anos. Sociedade Beneficente de Senhoras Hospital Sírio-Libanês, Comitê de Diretrizes Assistenciais, Pronto Atendimento. 2004.
- Pitrez, Paulo Marcio Condessa. Pneumonia Adquirida na Comunidade na Infância. Sociedade Brasileira de Pediatria (SBP). Documento Científico. Julho de 2018.
- Rozov, Tatiana. Doenças Pulmonares em Pediatria: Diagnóstico e Tratamento. 2004.

SEÇÃO 5

PROBLEMAS NEUROLÓGICOS

Coordenadores

Bruno Cesar Eloi de Freitas
Rosiane Aparecida Turim Gomes Pinho

27 Suspeita de Acidente Vascular Cerebral

Bruno Cesar Eloi de Freitas
José Benedito Ramos Valladão Júnior

Considerações gerais

O acidente vascular cerebral (AVC) define-se como um déficit neurológico, geralmente focal, de instalação súbita/rápida evolução, sem outra causa aparente que não vascular, com duração maior que 24 horas (ou menor, mas levando à morte).

- Acidente vascular cerebral isquêmico (AVCI): 80%-85% dos casos:
  - Trombóticos;
  - Embólicos.

*Acidente isquêmico transitório (AIT): insulto isquêmico transitório e reversível, com regressão em até 24 horas

- Acidente vascular cerebral hemorrágico (AVCH): 15%-80% dos casos:
  - Hemorragia intraparenquimatosa (HIP);
  - Hemorragia subaracnoide (HSA): 32%-67% dos casos evoluem ao óbito.

Fatores de risco

- HAS/DM;
- Doença aterosclerótica;
- Dislipidemia;
- Tabagismo;
- Miocardiopatias, valvopatias, arritmias (FA);
- Aneurismas (saculares intracranianos, Charcot-Bouchard);
- Malformações vasculares;
- Angiopatia amiloide;
- Distúrbios da coagulação;
- Arterites;
- Uso de ACO e drogas (cocaína e anfetamina);
- Tumores cerebrais.

Quadro clínico

- Cefaleia súbita e intensa;
- Náuseas, vômitos e tonturas;
- Aumento dos níveis pressóricos;
- Rebaixamento do nível de consciência;
- Sinais de irritação meníngea.

Tabela 27.1	
Déficit neurológico focal, súbito e de rápida progressão	
Alteração visual monocular/alterações de campo visual	Acometimento de nervos cranianos
Déficit motor	Afasia
Déficit sensitivo	Negligência
Alterações cerebelares	Sinais de frontalização

Fonte: Autoria própria.

Diagnóstico diferencial

- Crises epilépticas;
- Alterações metabólicas (hipo/hiperglicemia, hiponatremia, hipóxia, encefalopatia hepática);
- Infecções sistêmicas;
- Neoplasias e infecções do SNC (primárias ou metastáticas);
- Hematoma subdural crônico (idosos);
- Enxaqueca.

Tabela 27.2
Sinais de alerta
Fraqueza muscular súbita ou alteração sensitiva súbita unilaterais
Dificuldade repentina para falar ou compreender
Perda visual súbita, especialmente se unilateral
Perda súbita do equilíbrio ou incoordenação motora repentina
Rebaixamento súbito do nível de consciência
Cefaleia súbita

Fonte: Autoria própria.

Manejo inicial

A conduta frente a suspeita de acidente vascular cerebral em cenário de atenção primária deve envolver:

- Avaliação do paciente em sala de emergência:
  - Realizar monitorização cardíaca, da pressão arterial (PA), frequência cardíaca (FC), frequência respiratória (FR), saturação de oxigênio ($SatO_2$) e glicemia capilar.
  - Oxigenoterapia: manter 2-5 L/min.

- Acessos venosos calibrosos.
- Exame neurológico.
- Eletrocardiograma: verificar presença de arritmias.
■ Suspeita confirmada de acidente vascular cerebral: transferência imediata para pronto-socorro de unidade hospitalar com objetivo que o paciente chegue dentro de 25 minutos à primeira avaliação neurológica e conduta em pronto-socorro.
■ Descartado acidente vascular cerebral: tratamento específico conforme causa.

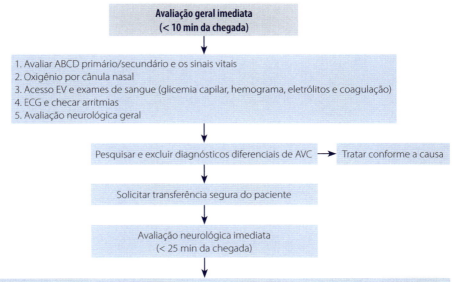

Figura 27.1 – Manejo da suspeita de AVC.
Fonte: Autoria própria.

Bibliografia
- Ganem, Fernando; Cardoso, Luiz Francisco. Manual de Emergências Clínicas. 2018.
- Higa, Elisa Mieko Suemitsu; Atallah, Álvaro Nagib. Guias de Medicina Ambulatorial e Hospitalar Unifesp/Escola Paulista de Medicina - Medicina de Urgência. 2004.
- Protocolo Gerenciado de Acidente Vascular Cerebral (AVC). Documentação Operacional. Hospital Sírio-Libanês. 2018.
- Velasco IT. Emergências Clínicas – Abordagem Prática, 13ª Edição, 2018.

28 | Crise Convulsiva no Adulto

Rosiane Aparecida Turim Gomes Pinho
José Benedito Ramos Valladão Júnior

Considerações gerais

A convulsão é uma ocorrência transitória de sinais e/ou sintomas devido à atividade neuronal anormal, excessiva ou síncrona no cérebro. Representa o tipo mais grave de crise epiléptica, sendo reconhecida como uma emergência médica.

Quadro clínico

Fatores de risco/causas

- História pessoal ou familiar de epilepsia;
- Uso excessivo ou abstinência de drogas, incluindo álcool e medicações;
- Distúrbios de glicemia, sódio, cálcio ou magnésio;
- Anormalidades estruturais do SNC (aneurisma, malformação arteriovenosa, tumores primários ou metastáticos, doenças degenerativas ou congênitas);
- AVC;
- Infecções do SNC, como meningite, encefalite, abscesso cerebral ou sífilis terciária;
- Traumatismos cranianos (recentes ou remotos);
- Uremia;
- Pré-eclâmpsia/eclâmpsia.

Sinais e sintomas

- São relacionados ao local cortical do foco epiléptico:
- Inconsciência;
- Tremores mioclônicos;
- Espasmos tônicos;
- Mordedura da língua;
- Contratura/rigidez muscular;
- Aura;
- Sintomas autonômicos: náusea, vômitos, palidez, cianose, sialorreia, perda de controle de esfíncteres;
- Sonolência, confusão e/ou fadiga após a crise.

Sinais de alerta

- Sinais meníngeos;
- Sinais e sintomas neurológicos;
- Gravidez;
- Epilepsias iniciadas em idosos (lesões vasculares, neoplásicas ou demenciais);
- Síndromes rapidamente progressivas;
- Crises mioclônicas e astáticas (pior prognóstico).

Diagnósticos diferenciais

Dados relevantes da história clínica

- Antecedentes pessoais e familiares;
- Uso de drogas ou medicações;
- Investigar fatores de risco, história de trauma, possibilidade de intoxicação, sintomas concomitantes (ex.: febre, alterações neurológicas recentes) e presença de sinais de alerta;
- Tempo desde o início da crise atual.

Exame físico

- Estado geral, nível de consciência e sinais vitais – avaliar condições hemodinâmicas e respiratórias;
- Observar sinais de trauma craniano ou de coluna;
- Observar sinais de meningite ou infecção sistêmica;
- Aspecto e reflexo pupilar;
- Déficits focais.

Exames complementares

- Em vigência da crise: glicemia capilar (mandatória para todos os casos);
- Os demais exames deverão ser realizados *somente após controle e estabilização do quadro agudo*, em busca dos fatores etiológicos ou precipitantes: hemograma, função renal, função hepática, Na, K, Ca, Mg, gasometria, toxicologia, TSH, níveis séricos de anticonvulsivantes (se uso), TC crânio se história de TCE ou AVC, e análise do liquor se suspeita de infecções cerebromeníngeas.

Diagnósticos diferenciais

- Enxaqueca com aura;
- Síncope;
- AVC/AIT;
- Ataque de pânico/ansiedade;
- Crises não epilépticas de origem psicogênica.

Manejo inicial

- Garantir a segurança do paciente: posicioná-lo em decúbito lateral para prevenção de aspiração e retirar objetos potencialmente lesivos que estejam ao redor;
- Verificar vias aéreas, respiração e circulação (ABC);
- Acesso venoso;
- Glicemia capilar;
- Administrar tiamina 100 mg EV na suspeita de deficiência (etilismo ou desnutrição) e SG 50% 50 mL EV na suspeita de hipoglicemia;
- Se crise sem autorresolução após 5 minutos: iniciar anticonvulsivantes e acionar transporte para serviço de urgência;

Tabela 28.1
Anticonvulsivantes

5-10 min	**Diazepam** 1-2 mg/minuto EV, máx. 20 mg. Caso não seja possível acesso venoso, injetar diazepam retal na mesma dose. OBS.: nunca administrar diazepam IM (absorção errática). Ampola de 2 mL = 5 mg/mL
10-25 min	Se não responder: **fenitoína** 20 mg/kg EV diluído em SF 0,9% (precipita em SG). Se necessário, fazer até 2 ataques adicionais de fenitoína 5 mg/kg – máx. 30 mg/kg e 50 mg/min. Monitorar PA e ECG durante a administração. Ampola de 5 mL = 50 mg/mL
25-60 min	Se o *status* persistir, considerar IOT e administrar **fenobarbital** 20 mg/kg EV – máx. 100 mg/min. Se não realizar IOT, monitorar depressão respiratória. Ampola de 1 mL = 200 mg/mL
> 60 min	Se ainda não houver resposta: anestesia geral com monitorização do EEG (a nível hospitalar)

Fonte: Autoria própria.

 Caso paciente gestante > 20 semanas ou até 1 semana pós-parto e sem história de epilepsia: suspeitar de eclampsia

- Esquema de Pritchard (gestante):

Sulfato de magnésio 10 g IM profundo Aplicar em cada nádega 5g (10 mL de solução MgSO$_4$ 50%) com 1 mL de lidocaína 2% na mesma seringa		**Sulfato de magnésio 4 g EV lento** Aplicar 8 mL de MgSO$_4$ 50% + 12 mL de água destilada em 20 minutos

Critérios de transferência para serviço de urgência

- Instabilidade clínica;
- TCE (prévio ou durante crise);
- Suspeita de neuroinfecção;
- Gestantes;
- Crise convulsiva com duração maior que 5 minutos, ou crise reincidente sem haver recuperação completa após a primeira (suspeita de mal epiléptico).

Enquanto realiza a transferência

- Manter monitorização, oxigenoterapia e acesso venoso, assim como medidas de suporte em caso de instabilidade hemodinâmica ou respiratória – avaliar necessidade de IOT;
- Prosseguir administração de medicações anticonvulsivantes, de acordo com tempo e refratariedade da crise.

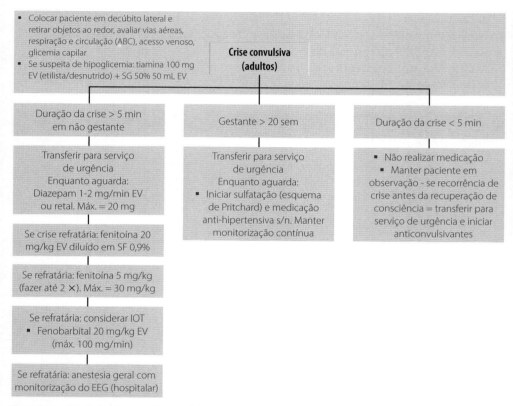

Figura 28.1 – Manejo da crise convulsiva no adulto.
Fonte: Autoria própria.

Bibliografia

- Beghui E, Carpio A, Forsgren L et al. Recommendation for a definition of acute symptomatic seizure. Epilepsia 2010; 51:671.
- Ganem F, Cardoso LF. Manual de Emergências Clínicas. Série Rotinas nas Emergências do Hospital Sírio-Libanês. 1. ed. Rio de Janeiro: Atheneu, 2018.
- Gusso G, Lopes JMC. Tratado de Medicina de Família e Comunidade: princípios, formação e prática. 2ª ed. Porto Alegre: Artmed; 2018.
- Martins, HS. et al. Emergências Clínicas: abordagem prática. 10ª ed., Barueri, SP: Manole, 2015.
- Ministério da Saúde. Avaliação e Conduta da Epilepsia na Atenção Básica e na Urgência e Emergência. 1 ed – Brasília: Ministério da Saúde, 2018.
- Winnipeg Regional Health Authority. Emergency Management of Seizure in the Primary Care Setting. Primary Care Practice Guidelines. Ago, 2010.

29 | Crise Convulsiva na Criança

Tatiana Milla Mandia
José Benedito Ramos Valladão Júnior

Considerações gerais

Crises de convulsão durante a infância diferem das crises dos adultos em aspectos clínicos (manifestação, padrão, resposta a medicamentos), etiológicos e no comportamento ao eletroencefalograma (EEG).

O cérebro imaturo dos recém-nascidos e crianças é mais propenso a convulsões, que tendem a desaparecer conforme o desenvolvimento e crescimento da criança.

Epidemiologia

Estima-se que 0,5%-1% das crianças terá algum episódio de convulsão (não febril) até a adolescência.

Etiologia

- Malformações e anormalidades estruturais do sistema nervoso central;
- Histórico pessoal ou familiar de epilepsia;
- Distúrbios metabólicos;
- Doenças vasculares;
- Traumatismos cranianos;
- Infecções, como meningite, encefalite, abscesso cerebral;
- Neoplasias do sistema nervoso central.

Quadro clínico

Crises convulsivas na infância tendem a ser estereotipadas, ou seja, as crises se assemelham; além disso, ocorrem aleatoriamente (qualquer hora do dia ou noite) e são raramente precipitadas por eventos ambientais, psicológicos ou fisiológicos específicos.

Na criança, também pode ser perceptível ou relatado (quando crianças maiores) um estágio premonitório previamente à crise convulsiva, que pode se apresentar por diminuição de atividade, desconforto inespecífico, cansaço, sonolência.

Sinais e sintomas

- Crise não motora: ausência, inconsciência, interrupção nas atividades da criança, olhar perdido, desatenção, apatia.
- Crise motora:
- Clônica: espasmos musculares rítmicos, com ou sem comprometimento da consciência.
- Tônica: extensão ou flexão tônica dos membros.
- Tonicoclônica: geralmente começa com uma fase tônica e a perda de consciência, seguidos pela fase clônica com contrações musculares violentas, que resultam em tremor aparente.
- Mioclônica: espasmos musculares arrítmicos envolvendo um ou mais músculos.
- Mioclônico-atônica.
- Mioclônico-tonicoclônica.
- Sintomas autonômicos: náusea, vômitos, palidez, cianose, sialorreia, perda de controle de esfíncteres.
- Sintomas relatados por responsáveis: quedas inexplicadas, criança revira os olhos, atraso de desenvolvimento.
- Período pós-ictal: desorientação, sonolência, confusão e/ou fadiga.

Sinais de alerta

- Sinais meníngeos;
- Alterações neurológicas focais;
- Síndromes rapidamente progressivas;
- Parada cardíaca e/ou respiratória;
- Estado de mal convulsivo (> 30 min).

Diagnósticos diferenciais

Dados relevantes do histórico clínico:
- Antecedentes pessoais e familiares;
- Uso de medicações;
- Intoxicações;
- Febre;
- Histórico de trauma;
- Sinais neurocutâneos;
- Alterações neurológicas recentes;
- Tempo desde o início da crise atual.

Exame físico

- Estado geral, nível de consciência e sinais vitais – avaliar condições hemodinâmicas e respiratórias;
- Observar sinais de trauma craniano ou de coluna;
- Observar sinais de meningite ou infecção sistêmica;
- Aspecto e reflexo pupilar;
- Déficits neurológicos focais.

Crise Convulsiva na Criança

Exames complementares

- Em vigência da crise: glicemia capilar (mandatória para todos os casos);
- Os demais exames deverão ser realizados *somente após o controle e a estabilização do quadro agudo*: hemograma, função renal, função hepática, Na, K, Ca, Mg, gasometria arterial, níveis séricos de anticonvulsivantes (se uso), TC de crânio, se houver histórico de TCE, e análise do liquor se suspeita de infecções cerebromeníngeas.

Diagnósticos diferenciais

- Síncope;
- Transtorno de pânico;
- Episódios de apneia voluntária;
- Crises não epilépticas de origem psicogênica;
- Distúrbios do movimento paroxísticos;
- Refluxo gastroesofágico.

Manejo inicial

No contexto da atenção primária, o objetivo do tratamento consiste em implementar medidas de suporte e controle da convulsão de maneira ágil dentro de 5 minutos e preparar para o transporte a um centro hospitalar.

Suporte inicial

- Verificar vias aéreas, respiração e circulação (ABC);
- Permeabilizar via aérea e fornecer oxigênio;
- Estabelecer acesso venoso;
- Monitorização: monitor cardíaco, oxímetro de pulso, pressão arterial;
- Glicemia capilar.

Controle medicamentoso

- **Estágio premonitório:**
  - Diazepam 0,5 mg/kg VR, máx. 10 mg; ou
  - Midazolam 0,2 mg/kg VO, máx. 10 mg
- **Convulsão:** 0-15 min de curso.
  - Iniciar com as seguintes medicações e repetir após 5 minutos se necessário:
    - Diazepam 0,3 mg/kg EV, máx. 10 mg, ou
    - Midazolam 0,2 mg/kg IM, máx. 10 mg
- **Convulsão persistente:** 15-20 min de curso.
  - Fenitoína 15-20 mg/kg EV
  - **Se persistir:** Fenobarbital 10-20 mg/kg EV
- **Estado de mal convulsivo:** > 30 min de curso, utilizar um dos seguintes agentes anticonvulsivantes:
  - **Tiopental:**
    - 3-5 mg/kg (ataque), doses adicionais de 1-2 mg/kg a cada 3-5 min até resposta clínica (máx. 10 mg/kg), 3-5 mg/kg/h (manutenção).

- **Midazolam:**
  - 0,2 mg/kg repetido até resposta clínica (máx. 2 mg/kg), 0,05-2 mg/kg/h (manutenção).

Critérios de transferência para serviço de urgência

- Instabilidade clínica;
- TCE (prévio ou durante crise);
- Suspeita de neuroinfecção;
- Crise convulsiva com duração superior a 5 minutos, ou crise reincidente sem haver recuperação completa após a primeira (suspeita de mal epiléptico).
- **Enquanto realiza a transferência:**
  - Manter monitorização, oxigenoterapia e acesso venoso, assim como medidas de suporte em caso de instabilidade hemodinâmica ou respiratória – avaliar necessidade de IOT;
  - Prosseguir administração de medicações anticonvulsivantes, de acordo com o tempo e a refratariedade da crise.

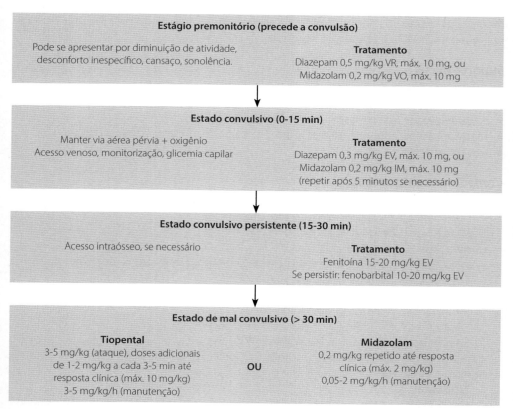

Figura 29.1 – Fluxograma.

Bibliografia

- Casella EB, Mangia CM. Abordagem da crise convulsiva aguda e estado de mal epiléptico em crianças. J Pediatr (Rio J). 1999;75 Supl 2:S197-S206.
- Maia HS Filho. Abordagem das crises epilépticas na emergência pediátrica. Revista de Pediatria SOPERJ. 2012;13(2):29-34.
- National Institute for Health and Care Excellence. Epilepsies: diagnosis and management. Clinical guideline [CG137]. Published date: Last updated: 11 February 2020.
- Wilmshurst JM, Gaillard WD, Vinayan KP, et al. Summary of recommendations for the management of infantile seizures: Task Force Report for the ILAE Commission of Pediatrics. Epilepsia 2015; 56:1185.

30 | Convulsão Febril

Tatiana Milla Mandia
José Benedito Ramos Valladão Júnior

Considerações gerais

A convulsão febril é um evento benigno e, em geral, ocorre em crianças entre os 3 meses e 5 anos de vida.

Ocorre associada à febre e na ausência de infecção intracraniana ou outra causa neurológica; por isso, o nome convulsão febril.

Epidemiologia

A primeira convulsão febril ocorre em média aos 18-22 meses de vida.

É a ocorrência neurológica mais comum na faixa pediátrica, estimando-se que 3% a 5% de todas as crianças terão uma crise convulsão febril até os 5 anos de vida. Dessas, 30% terão crises convulsivas febris adicionais.

Felizmente, apenas de 3% a 6% dos casos de convulsão febril evoluem para convulsões afebris ou epilepsia.

Quadro clínico

Em geral, a convulsão febril tem duração inferior a 5 minutos e evolui com recuperação rápida e completa do nível de consciência.

A relação com o episódio febril ocorre em um período de, no máximo, 24 horas.

O que tem se observado é que geralmente a etiologia da febre é viral (podendo ser decorrente de febre pós-vacinal precoce, no caso da vacina DPT, ou tardia, no caso da vacina MMR).

Sinais e sintomas

A convulsão febril pode ser dividida em dois tipos principais conforme sua manifestação clínica:

- Convulsão febril simples:
  - Cerca de 80% dos casos;
  - Duração da crise: < 15 min;

- Convulsão do tipo generalizada, clônica ou tonicoclônica;
- Sem recorrência na mesma doença febril;
- Pós-ictal: normal, sem sinais focais ou outras anormalidades.
- Convulsão febril complexa:
  - Cerca de 20% dos casos;
  - Duração da crise: > 15 min;
  - Convulsão do tipo focal;
  - Recorrente na mesma doença febril, com 2 ou mais crises em 24 horas;
  - Pós-ictal: anormalidades focais, déficit motor, paresia de Todd.

Sinais de alerta

- Sinais meníngeos;
- Alterações neurológicas;
- Parada cardíaca e/ou respiratória;
- Estado de mal convulsivo (> 30 min);
- Trauma cranioencefálico.

Diagnóstico diferencial

Como diagnóstico diferencial para a definição da convulsão febril, é importante se excluir convulsões ocorrendo nas seguintes situações:
- Infecções do sistema nervoso central: meningite, encefalite;
- Outras doenças agudas do sistema nervoso central: intoxicação, trauma;
- Distúrbios hidreletrolíticos;
- Crianças que tiveram crises convulsivas prévias sem febre (epilepsia ou não);
- Mal convulsivo.

Exames complementares

Apenas devem ser solicitados em casos específicos.
- Análise de liquor: indicado na presença de sinais meníngeos, em crianças < 12 meses ou em crianças < 18 meses em vigência de antibioticoterapia.
- Tomografia de crânio: se sinais de trauma, se déficits focais, se sinais de hipertensão intracraniana, se alteração do nível de consciência persistente.
- Eletroencefalograma: indicado na presença de doença neurológica prévia, atraso do desenvolvimento neuropsiquicomotor ou convulsões focais.

> **IMPORTANTE** Perante um quadro de convulsão febril complexa, o paciente deve ser transferido para ambiente hospitalar para realização de investigação complementar pela análise de liquor, tomografia de crânio e eletroencefalograma.

Manejo

A grande maioria dos casos de crise de convulsão febril resolve-se espontaneamente e rapidamente sem quaisquer necessidades de terapia.

No contexto da atenção primária, o objetivo consiste em:

- Implementar medidas de suporte e proteção da criança:
  - Sala de emergência;
  - Verificar vias aéreas, respiração e circulação (ABC);
  - Permeabilizar via aérea e fornecer oxigênio;
  - Estabelecer acesso venoso;
  - Monitorização: monitor cardíaco, oxímetro de pulso, pressão arterial;
  - Glicemia capilar;
  - Antitérmico;
  - Tratar a causa da febre;
  - Terapia voltada para convulsão em crianças: se crise > 3 minutos (ver Capítulo 29 – *Crise Convulsiva em Crianças*).
- Descartar outras causas de convulsão ou sinais de alarme.
- Estabelecer o diagnóstico de convulsão febril.
- Orientar e tranquilizar os pais e/ou responsáveis quanto à benignidade do quadro, evitando-se submeter à criança a cuidados desnecessários que oferecerão maior risco a ela (se não houver indicação, a criança **não** deve ser transferida para ambiente hospitalar, **não** devem ser solicitados exames investigativos, **não** devem ser implementadas terapias adicionais).
- Acompanhamento ambulatorial:
  - Prognóstico:
    - 70% = crise única, 20% = 1 recorrência, 10% = várias crises;
    - Não há relato de nenhum óbito, sequela neurológica ou prejuízo intelectual.
  - Fatores de risco para crise recorrente:
    - < 18 meses de vida;
    - Ocorrência com febre baixa;
    - Ocorrência com < 1 hora de febre;
    - Histórico em parente de 1º grau;
    - Convulsão febril complexa.
  - Profilaxia medicamentosa: considerar na presença de fator de risco para recorrência.
    - Intermitente: diazepam ou coblazam de uso apenas quando há risco de recorrência (vigência de doença febril).
    - Contínua: fenobarbital ou ácido valproico de uso diário contínuo em casos graves.

Critérios de transferência para serviço de urgência

Devem ser encaminhadas para o ambiente hospitalar, todas as crianças que apresente alguma das situações:

- Idade < 12 meses de vida;
- Instabilidade clínica;
- TCE (prévio ou durante crise);
- Suspeita de neuroinfecção;
- Déficit neurológico;
- Convulsão febril complexa;
- Convulsão refratária.

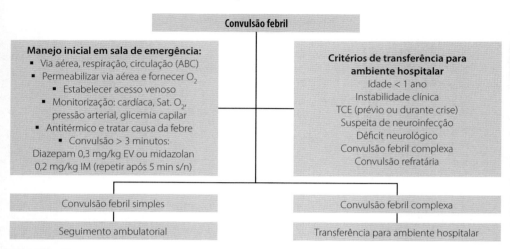

Figura 30.1 – Fluxograma.

Bibliografia

- Mastrangelo M, Midulla F, Moretti C. Actual insights into the clinical management of febrile seizures. Eur J Pediatr. 2014;173(8):977-82.
- Millar JS. Evaluation and treatment of the child with febrile seizure. Am Fam Physician. 2006;73(10):1761-4.
- Offringa M, Newton R. Prophylactic drug management for febrile seizures in children. Cochrane Database Syst Rev. 2012 Apr 18;(4):[1 p.].

31 | Cefaleia

Renato Walch
José Benedito Ramos Valladão Júnior

Considerações gerais

Crises de cefaleia são motivos bastante comuns de atendimento na atenção primária. A grande maioria dos casos decorre de cefaleia tensional ou enxaqueca. Em uma frequência bem menor, destaca-se a cefaleia em salvas, devido ao fato de causar crises de dor extremamente severas.

Quadro clínico

Características

A Tabela 21.1 ilustra as principais características da cefaleia tensional, enxaqueca e cefaleia em salvas que permite a sua suspeição clínica e diagnose diferencial.

Tabela 31.1 Distinção entre causas importantes de cefaleia			
	Cefaleia tensional	*Enxaqueca*	*Cefaleia em salvas*
Lateralidade	Bilateral (maioria das vezes)	Unilateral (maioria das vezes)	Unilateral
Duração	30 minutos a 7 dias	4 a 72 horas	15 a 180 minutos
Intensidade	Leve a moderada	Moderada a grave	Severa
Limitação	Pequena Não gera incapacidade	Moderada/grande Gera incapacidade	Grande Gera incapacidade
Sintomas associados	Tensão muscular, cervicobraquialgia	Náusea, vômito, fotofobia, fonofobia, osmofobia, aura	Lacrimejamento, congestão nasal e ocular, rinorreia, síndrome de Horner
Fatores precipitantes	Estresse e sobrecarga psíquicos	Alterações no sono, alimentos (cafeína, chocolates, queijos, cítricos), odores, álcool, tabaco, menstruação, estresse	Período noturno, álcool

Fonte: Autoria própria.

Exame clínico

A anamnese permite direcionar o diagnóstico da cefaleia. Adicionalmente, o exame clínico deverá compreender a avaliação de sinais que possam corroborar a suspeita diagnóstica ou sugerir outras causas para a dor de cabeça.

Assim, é fundamental a realização de:

- **Exame geral:** estado geral, pulso, pressão arterial.
- **Cabeça e pescoço:** palpação de musculatura de cabeça e pescoço a procura de bandas de tensão e pontos-gatilho, palpação de seios da face, inspeção de olhos e ouvidos, oftalmo/otoscopia (em casos selecionados).
- **Exame neurológico:** avaliar a presença de déficits, sinais meníngeos.

Sinais de alerta

Na atenção primária, os sinais de alarme que isoladamente indicam prosseguimento investigativo são:

- Primeira cefaleia em indivíduo com mais de 50 anos;
- Cefaleia de início súbito de forte intensidade;
- Alteração importante do padrão de dor (aumento de frequência ou intensidade);
- Portadores de HIV ou câncer;
- Sintomas sistêmicos (febre, emagrecimento);
- Trauma cranioencefálico;
- Alteração neurológica.

Diagnósticos diferenciais

Uma série de condições pode cursar com cefaleia e/ou dor facial: arterite temporal, arterite de células gigantes, glaucoma, rinossinusite, herpes-zóster, neuralgia do trigêmeo, otite, meningite, hemorragia intracraniana, hipertensão intracraniana.

Manejo

Para o tratamento da cefaleia tensional recomenda-se a adoção de medidas não farmacológicas: desativação de pontos-gatilho por meio de agulhamento, acupuntura, massagem, realização de alongamento, calor local, atividade física regular, fisioterapia, medidas para controle do sono, estresse e ansiedade. O tratamento farmacológico para alívio das dores envolve: anti-inflamatórios não esteroidais (AINEs), analgésicos comuns, relaxantes musculares como adjuvantes.

No controle da enxaqueca estão indicados: analgésicos comuns, AINEs, triptanos. O uso de dexametasona IV tem sido praticamente mandatório nas crises que levam o indivíduo ao serviço de saúde devido sua associação com diminuição da recorrência de enxaqueca. Os opioides são reservados para casos de difícil controle. Além disso, a terapia da enxaqueca também envolve mudanças comportamentais (evitar precipitantes alimentares, odores, álcool e outras drogas, ruídos, luz excessiva) e medidas para controle do estresse e ansiedade (psicoterapia, higiene do sono, relaxamento, ioga, meditação).

Analgésicos comuns e opiáceos não mostram ação no controle álgico da cefaleia em salva, não devendo ser prescritos. O tratamento de escolha é feito com oxigênio (inalação de O_2 a 100%) e é obtida resposta abortiva nos primeiros 10 minutos.

Tabela 31.2 Fármacos utilizados no manejo da cefaleia	
Analgésicos comuns	
Dipirona	1-2 g VO/IV de 6/6 h
Paracetamol	500 mg-1 g de 6/6 h
Anti-inflamatórios não esteroidais (AINEs)	
Diclofenaco	50 mg VO até de 8/8 h
Ibuprofeno	600-1200 mg VO até de 6/6 h
Naproxeno	250-500 mg VO até de 8/8 h
Cetoprofeno	100 mg IV/IM até de 12/12 h
Tenoxicam	20-40 mg IV/IM 1 × d
Triptanos	
Sumatriptano	Subcutâneo: 6-12 mg/d Via Oral: 50-200 mg/d Nasal: 10-40 mg/d
Naratriptano	2,5-5 mg/d VO
Corticosteroides	
Dexametasona	4-10 mg IV
Opioides	
Tramadol	50-100 mg IV/IM/VO até de 6/6 h
Nalbufina	2-10 mg IM ou IV até de 4/4 h
Codeína	30-60 mg VO até de 4/4 h
Oxicodona	10-20 mg VO de 12/12 h
Relaxantes musculares	
Ciclobenzaprina	5-10 mg VO até de 6/6 h

Fonte: Autoria própria.

Critérios de transferência

A refratariedade ao manejo medicamentoso ambulatorial ou presença de sinais de alarme é o que orienta o encaminhamento para pronto-socorro pelo médico de família com intuito de aprimoramento do controle álgico e prosseguimento investigativo (laboratoriais, neuroimagem) com caráter de urgência.

CAPÍTULO 31

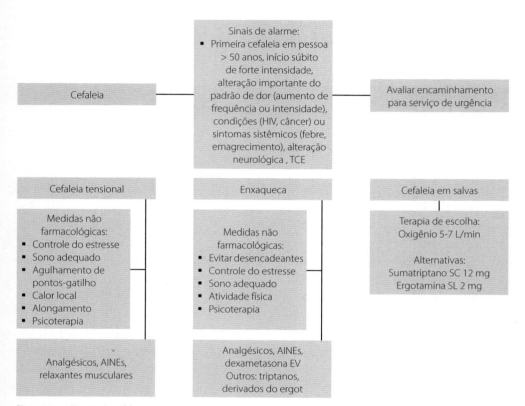

Figura 31.1 – Manejo da cefaleia.
Fonte: Autoria própria.

Bibliografia

- Colman I, Friedman BW, Brown MD, Innes GD, Grafstein E, Roberts TE, Rowe BH. Parenteral dexamethasone for acute severe migraine headache: meta-analysis of randomised controlled trials for preventing recurrence. BMJ. 2008;336(7657):1359.
- Dodick D. Headache as a symptom of ominous disease. What are the warning signals? Postgrad Med. 1997 May;101(5):46-50, 55-6, 62-4.
- Lenaerts ME. Pharmacoprophylaxis of tension-type headache. Curr Pain Headache Rep. 2005;9(6):442.
- Simon, Everitt, van Dorp. Manual de Clínica Geral de Oxford. 3º edição, 2013.
- Singh A, Alter HJ, Zaia B. Does the addition of dexamethasone to standard therapy for acute migraine headache decrease the incidence of recurrent headache for patients treated in the emergency department? A meta-analysis and systematic review of the literature. Acad Emerg Med. 2008;15(12):1223.
- Valladao JBR, Gusso G, Olmos RD. Manual do Residente de Medicina de Família e Comunidade. Atheneu, 2017.

32 | Tontura e Vertigem

Tatiana Milla Mandia
José Benedito Ramos Valladão Júnior

Considerações gerais

A procura por atendimento em ambiente de atenção primária com queixas de tontura ou vertigem são muitas vezes um desafio ao médico de família pela inespecificidade do sintoma e dos relatos dos pacientes.

Existem inúmeros agentes causais na gênese desta sintomatologia e a importante tarefa do médico de família ao lidar com esses pacientes será descartar um agravo de maior risco.

Tão comuns quanto a cefaleia e a lombalgia, a tontura e a vertigem são queixas frequentes e recorrentes nas consultas médicas. Sua incidência é de 5% a 10% na população geral e atinge até 40% nas pessoas acima de 40 anos de idade, aumentando o risco de quedas.

Os termos "tontura" e vertigem" são, geralmente, empregados como sinônimos. Vertigem é a percepção de rotação ou movimentação, enquanto tontura é a sensação de instabilidade ou desequilíbrio. Ambos podem vir acompanhados de outros sintomas, como náuseas, vômitos, cefaleia e mal estar.

Na emergência, a tontura e a vertigem necessitam de maior atenção para diferenciação de causa central (tronco cerebral e cerebelo) ou periférica (labirinto), possibilitando a instituição de tratamento imediato e específico.

A história pregressa e atual associadas aos achados no exame físico, particularmente da motricidade ocular, são essenciais para o direcionamento no diagnóstico.

Quadro clínico

Sinais e sintomas
- Náusea/vômito;
- Mal-estar geral;
- Sensação de queda;
- Desequilíbrio;
- Fraqueza.

Sinais de alerta
- Síncope;
- Convulsão;
- Hipotensão;
- Alteração neurológica;
- Dor torácica anginosa.

Diagnósticos diferenciais (Figura 32.1)

Uma boa anamnese e exame clínico permitem definir uma causa para o sintoma ou, quando não se encontra uma justificativa (devido à grande inespecificidade do sintoma), possibilitam excluir condições graves.

Exame físico

- Glicemia capilar (dextro);
- Frequência cardíaca;
- Aferição de pressão arterial em pé e deitado;
- Exame cardíaco;
- Exame neurológico;
- Exame otoscópico;
- Manobra de Dix-Hallpike.

Exames complementares

São pouco úteis na avaliação inicial da queixa de tontura/vertigem, estima-se que possam auxiliar na detecção etiológica de menos de 1% dos casos. Desse modo, solicita-se propedêutica complementar (como hemograma, eletrólitos, glicose, TSH, neuroimagem) quando existem sinais de alarme ou suspeita clínica específicas.

Manejo inicial

O tratamento deve ser voltado à causa, porém como vimos anteriormente, muitas vezes é difícil de se determinar a causa específica. Felizmente, a maioria das causas tem evolução benigna com resolução espontânea na primeira semana e a avaliação clínica permite afastar condições mais graves.

Orientações

- Hidratação;
- Alimentação adequada;
- Evitar jejum prolongado;
- Levantar-se devagar;
- Movimentos lentos de cabeça e pescoço;
- Controlar a tensão e ansiedade;
- Melhorar o sono;
- Evitar tempo prolongado em pé;
- Evitar insolação ou lugares fechados;
- Evitar dirigir para prevenir acidentes.

Medicações sintomáticas

- Agentes vasoativos:
  - Betaistina 16 mg de 8/8 horas;

- Pentoxifilina 400 mg de 8/8 horas;
- Gingko biloba (Egb 761) 40-80 mg de 12/12 horas.
■ Antieméticos:
- Dimenidrinato 25-50 mg de 8/8 horas;
- Ondasentrona 4-8 mg de 8/8 horas.
■ Bloqueadores de canais de Ca^{2+}:
- Cinarizina 12,5-25 mg de 8/8 horas;
- Flunarizina 5-10 mg à noite.

Critérios de transferência

Todos os pacientes com alterações neurológicas ou síncope devem ser encaminhados para avaliação e prosseguimento investigativo em pronto-socorro.

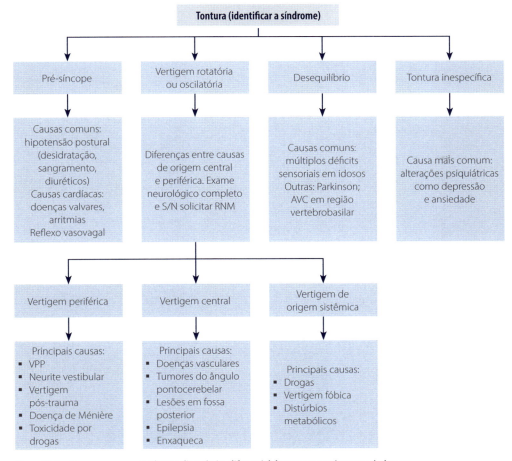

Figura 32.1 – Fluxograma para auxiliar no diagnóstico diferencial de tontura, vertigem e pré-síncope.
VPP = vertigem posicional periférica.

CAPÍTULO 32

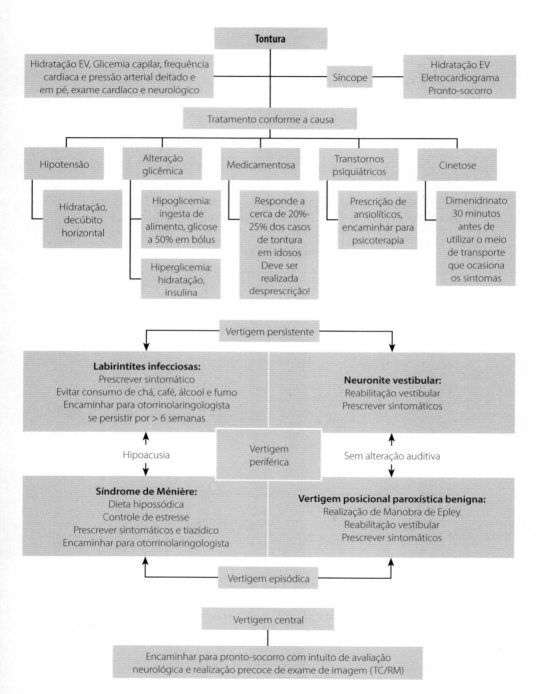

Figura 32.2 – Manejo da tontura e da vertigem.
Fonte: Autoria própria.

Bibliografia

- Causes of persistent dizziness. A prospective study of 100 patients in ambulatory care. Kroenke, K, Lucas, CA, Rosenberg, mL, et al, Ann Intern Med 1992; 117:898.
- Froehling DA, Silverstein MD, Mohr DN, Beatty CW. "Does this dizzy patient have a serious form of vertigo?" In Simel DL, Rennie D, Keitz SA, eds. The Rational Clinical Examination: Evidence-Based Clinical Diagnosis. NY: McGraw-Hill; 2008:709-714.
- Guimarães HP, Borges LAA, Assunção MSC, et al. Manual de Medicina de Emergência. 1.ed. Rio de Janeiro: Atheneu, 2016.
- Maarsingh OR, Dros J, Schellevis FG, van Weert HC, van der Windt DA, ter Riet G, van der Horst HE. Causes of persistent dizziness in elderly patients in primary care. Ann Fam Med. 2010;8(3):196.
- Martins HS, Velasco IT. Medicina de Emergência: revisão rápida. 1. ed. Barueri, SP. Manole, 2017.
- Simel DL, Froehling DA, Bedlack R. "Update: vertigo." In Simel DL, Rennie D, Keitz SA, eds. The Rational Clinical Examination: Evidence-Based Clinical Diagnosis. NY: McGraw-Hill; 2008:715-718.
- Simel DL, Froehling DA, Bedlack R. "Vertigo—make the diagnosis." In Simel DL, Rennie D, Keitz SA, eds. The Rational Clinical Examination: Evidence-Based Clinical Diagnosis. NY: McGraw-Hill; 2008:717.
- Simel DL. "Evidence to support the update: vertigo." In Simel DL, Rennie D, Keitz SA, eds. The Rational Clinical Examination: Evidence-Based Clinical Diagnosis. NY: McGraw-Hill; 2008. http://www.jamaevidence.com/content/3489336.
- Simon, Everitt, van Dorp. Manual de Clínica Geral de Oxford. 3º edição, 2013.
- Valladao JBR, Gusso G, Olmos RD. Manual do Residente de Medicina de Família e Comunidade. Atheneu, 2017.

SEÇÃO 6

PROBLEMAS PSIQUIÁTRICOS

Coordenadoras

Raquel Lizi Miguel
Mariana Villiger Silveira

33 | Agitação Psicomotora

Raquel Lizi Miguel
Tatiana Milla Mandia
Mariana Villiger Silveira

Considerações gerais

Agitação psicomotora corresponde a um aumento de atividade motora e mental, sendo a emergência mais comum em psiquiatria e muitas vezes precede um comportamento violento.

Quadro clínico

Fatores desencadeantes

Uso de psicoativos (álcool, drogas ou medicamentos), causas orgânicas, eventos estressores recentes, intoxicações, doença psíquica (descompensada ou primeiro episódio).

Sinais e sintomas
- Agitação verbal;
- Inquietação física;
- Ansiedade;
- Estado confusional;
- Irritabilidade;
- Agressividade;
- Desconfiança.

Sinais de alerta
Sinais que precedem a ocorrência de comportamento violento na agitação psicomotora:
- Punhos e dentes cerrados;
- Agressividade verbal;
- Tendência à aproximação excessiva;
- Movimentação excessiva;
- Inclinação em direção ao entrevistador;
- Volume de voz elevado;
- Perplexidade (não isolado);
- Persecutoriedade (não isolado).

Diagnósticos diferenciais

Diagnóstico

Anamnese (com paciente ou acompanhante), exames psíquico e físico, exames complementares (se necessário, na suspeita de causa orgânica).

Anamnese: início e se episódios prévios, características da agitação, doenças e tratamentos, uso de psicoativos, história de trauma cranioencefálico, se febre e eventos estressores recentes.

Exame físico: sinais vitais, nível de consciência, orientação e avaliar possibilidade de hipóxia ou dor intensa gerando a agitação.

Diferenciais

- Causa orgânica: TCE, epilepsia, intoxicação, distúrbios metabólicos (hipo/hiperglicemia, hipertireoidismo, uremia, insuficiência hepática), abstinência ou intoxicação por psicoativos, *delirium*, demência;
- Transtornos psicóticos: transtorno afetivo bipolar, esquizofrenia, entre outros;
- Outros transtornos psíquicos: oligofrenia, transtorno dissociativo, transtorno de personalidade, transtornos ansiosos, reação aguda a estresse.

Manejo inicial

- Manter-se calmo e falar de maneira tranquila;
- Tentar diálogo antes de outras intervenções;
- Preferencialmente realizar manejo envolvendo profissional bem vinculado à pessoa atendida;
- Atentar para os sinais de heteroagressividade iminente descritos acima;
- Garantia de acesso à saída para o examinador;
- Contenção física se agitação intensa, até início do efeito da medicação;
- Tratamento medicamentoso:
  - Sem psicose aguda: ansiolíticos – preferência Lorazepam 1 a 2 mg VO a cada 1 hora se necessário (atentar aos sinais de toxicidade: nistagmo, disartria e ataxia).
    Alternativa: midazolam 7,5 a 15 mg VO ou 2,5 a 5 mg IM ou diazepam 10 mg VO.
    Acompanhar função respiratória e pressão arterial.
  - Com psicose aguda: antipsicóticos – haloperidol 2,5-5 mg VO ou IM a cada 30 minutos se necessário ou risperidona 2 mg VO a cada 1 hora se necessário.
  - Crise de agitação severa ou risco iminente de agressão: haloperidol 5 mg via IM, olanzapina 5-10 mg IM ou Ziprasidona 5-10 mg IM.
    Alternativa: Midazolam 15 mg + Haloperidol 5 mg via IM (acompanhar função respiratória e pressão arterial).
  - Se desencadeado por estimulantes: Midazolam 5-15 mg via IM ou Diazepam 5-10 mg VO.
    Obs.: não medicar psicose aguda com benzodiazepínico, usar benzodiazepínico em suspeita de abstinência alcoólica (nesse quadro antipsicótico pode precipitar convulsões), não usar benzodiazepínico EV com abstinência alcoólica sem monitorização cardiorrespiratória.

Critérios de transferência

Devem ser encaminhados ao pronto-socorro os pacientes que:
- Necessitarem de investigação de causa orgânica;
- Não apresentaram melhora após intervenção medicamentosa;
- Representarem risco iminente para si mesmos ou outros. Tal risco pode ser causado por desorganização e incapacidade de cuidar de si mesmos, agressividade, imprevisibilidade em consequência de delírios ou alucinações graves (especialmente, alucinações de comando), comportamento bizarro ou depressão acompanhada de tendência suicida ou homicida.

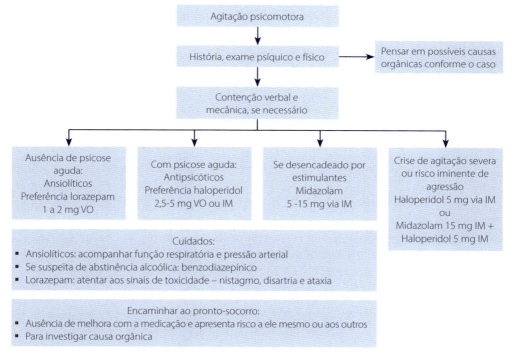

Figura 33.1 – Manejo da agitação psicomotora.
Fonte: Autoria própria.

Bibliografia

- Abreu, Cristiano Nabuco [et al.] Síndromes psiquiátricas: diagnóstico e entrevista para profissionais de saúde mental. – Porto Alegre: Artmed, 2006.
- Brasil. Ministério da Saúde. Secretaria de Atenção à Saúde. Departamento de Atenção Básica. Acolhimento à demanda espontânea: queixas mais comuns na Atenção Básica – Brasília: Ministério da Saúde, 2012. 290 p: il. – (Cadernos de Atenção Básica n. 28, Volume II).
- Ganem, Fernando; Cardoso, Luiz Francisco. Manual de Emergências Clínicas. 1 ed. – Rio de Janeiro: Atheneu, 2018.
- Gusso, Gustavo; Lopes, José Mauro Ceratti; Dias, Lêda Chaves. Tratado de medicina de família e comunidade: princípios, formação e prática. – 2 ed. Porto Alegre: Artmed, 2019.
- Mansur, Carlos Gustavo. Psiquiatria para o médico generalista. – Porto Alegre: Artmed, 2013.

34 | Tentativa de Suicídio

Raquel Lizi Miguel
Tatiana Milla Mandia
Mariana Villiger Silveira

Considerações gerais

O suicídio é a 13ª principal causa de morte no mundo; aproximadamente um milhão de mortes por ano são causadas pela violência autoprovocada.

Estudo em diferentes países mostrou que 10% a 18% da população relatava ideação suicida e 3% a 5% já tinham tentado suicídio. Mulheres têm quatro vezes mais chances de tentar suicídio, mas homens cometem de fato suicídio quatro vezes mais.

As taxas de suicídio aumentam com a idade, com pico de incidência aos 45 anos nos homens e 55 anos nas mulheres. É mais alta em idosos (86% dos casos em mais de 70 anos), mas vem aumentando em jovens de 15 a 24 anos.

Cerca de 90% a 98% de quem cometeu suicídio apresentava doença psiquiátrica. A maioria dos suicídios ocorre em pessoas com transtornos do humor (até em torno de 35%). A esquizofrenia e outros transtornos psicóticos são responsáveis por menos de 20% dos suicídios.

Um estudo inglês mostrou que até 60% dos que cometeram suicídio consultaram o seu médico de família nas últimas 4 semanas anteriores ao ato.

O tratamento eficaz do transtorno mental desempenha um papel importante na prevenção do suicídio. Outras estratégias importantes de prevenção são a triagem do risco de suicídio na atenção primária, restrição dos meios e intervenção nos meios.

O manejo do risco de suicídio refere-se à identificação, à avaliação e ao tratamento de uma pessoa que mostre comportamento suicida. Os comportamentos suicidas incluem morte por suicídio, tentativa de suicídio, plano de suicídio e ideação suicida. O suicídio compreende cinco componentes: ideação, intenção, plano, acesso a meios letais e história de tentativas prévias de suicídio.

Quadro clínico

Fatores de risco

- Tentativa de suicídio prévia (aumenta 40 vezes a chance de suicídio) ou lesão autoprovocada;
- História de transtorno mental;
- Ideação, intenção ou plano suicida;

- Homem;
- 15 a 35 anos ou acima de 65 anos;
- Doença crônica;
- Isolamento social ou suporte social frágil;
- Abuso de substâncias;
- História de abuso sexual ou físico;
- Delírios ou alucinações;
- Disponibilidade de meios letais;
- Início ou cessação de medicação psicotrópica;
- Melhora súbita da depressão;
- Sentimento de desesperança;
- História familiar de morte por suicídio;
- Crise estressora recente (luto, cirurgia iminente, separação);
- Profissões/ocupações (desempregados, autônomos, agrícolas, médicos e dentistas);
- Estressores psicossociais.

Sinais e sintomas

- Ambivalência: quer sair da dor de viver, mas tem desejo de viver;
- Impulsividade;
- Rigidez de pensamento: suicídio como única saída;
- Sentimento de desvalorização;
- Sensação de desesperança;
- Comunicação da intenção suicida;
- Providências finais: testamento, carta de despedida;
- Isolamento social;
- Sensação de solidão e desamparo;
- Estado de exaustão;
- Abuso de substâncias.

Diagnóstico

Anamnese e exames psíquico e físico.

Sugestão de como perguntar sobre ideação suicida:

- Tem pensado em desistir de viver?
- A ideia de morte traz que tipo de sentimento?
- Você tem se sentido tão mal que chegou a pensar em fazer mal a si mesmo?
- Você tem pensado em fazer alguma coisa contra si mesmo? Chegou a planejar?
- Você já pensou nisso antes?
- Você já se machucou de propósito ou tentou se matar? Isso já aconteceu com alguém na família?
- Quais motivos você tem para viver?

O risco potencial de suicídio pode ser classificado em:

- Baixo: pensamentos suicidas sem plano.
- Médio: pensamentos e planos, sem intenção de executá-lo nesse momento.

- Alto: pensamentos, plano, meios e intenção de executá-lo prontamente.
  Se teve tentativa de suicídio, perguntar sobre circunstâncias e motivações para tal.

Manejo inicial

Reservar maior tempo de consulta para a entrevista, pois maioria dos pacientes demora para se sentir preparado para falar sobre tais questões.

Ambiente tranquilo e reservado. Ouvir com empatia e sem julgamento.

Observar possíveis sentimentos provocados no profissional da saúde (ansiedade, insegurança ou desconforto em abordar o tema) que podem dificultar a condução do caso.

Avaliar rede de apoio e recursos do paciente.

Seja qual for o tratamento prescrito, as pessoas deprimidas têm um sentimento profundo de necessidade de tranquilização e apoio. Uma pessoa que passa pela depressão pela primeira vez percebe que isso é uma experiência muito perturbadora e que pode estar ficando louca. É geralmente um grande alívio quando lhe dizem que não está enlouquecendo, que tem um problema bastante comum, e que a grande maioria das depressões pode ser resolvida. É tranquilizador dizer-lhe que os sentimentos de culpa, as ansiedades e a falta de alegria são sintomas da depressão e desaparecerão quando a depressão for embora. A pessoa frequentemente ouve de um membro da família que não entende seu sofrimento, que tem de "sair dessa", ou "se alegrar". O médico de família e de comunidade também pode explicar aos outros membros da família como podem ajudar a pessoa com o problema.

Além da psicoterapia e apoio individual, tudo o que for possível deve ser feito para mobilizar os possíveis apoios sociais para a pessoa, o que pode incluir o envolvimento do cônjuge e outros parentes, assistência para cuidar dos filhos e o desenvolvimento de outros contatos fora de casa.

Tratar patologia de base (antidepressivos, estabilizador do humor, ansiolítico e antipsicótico conforme o caso).

Lembrar que antidepressivo em jovens pode aumentar a chance de suicídio no início do tratamento (todos os antidepressivos têm período de latência de 2 a 4 semanas) – considerar associar estabilizador do humor mesmo em depressão unipolar.

Tabela 34.1
Uso de lítio na redução de risco de suicídio
Lítio reduz risco de suicídio em depressão unipolar e bipolar.
Dose terapêutica: 900 a 1.800 mg/dia.
- Iniciar 300 mg, 2 vezes ao dia, aumentar no dia seguinte para 300 mg, 3 vezes ao dia, aumentando conforme necessidade. Após estabilizar, é possível utilizar dose total em única ou em duas tomadas, de acordo com tolerância.

Fonte: Autoria própria.

Os inibidores seletivos da recaptação de serotonina (ISRS) e inibidores reversíveis de MAO-A têm a vantagem de menos efeitos colaterais e um menor risco de morte por superdosagem, respectivamente.

As duas razões para fracassos evitáveis do tratamento medicamentoso são os níveis sanguíneos inadequados e a falta de adesão ao tratamento. Os níveis sanguíneos baixos podem ser causados por dosagens inadequadas ou por variações individuais em nível sanguíneo para a mesma dose. Se não houver resposta a um curso de tratamento com antidepressivo usado na dosagem normal, uma avaliação de níveis sanguíneos deverá ser feita. Os efeitos colaterais representam uma das principais razões para a falta de adesão e devem ser discutidos com a pessoa no início do tratamento. Podem ser reduzidos quando se inicia com uma dose mais baixa, aumentada até a dose terapêutica ao longo de 2 semanas de tratamento. Outra razão para a falta de adesão é o intervalo entre o início do tratamento e a melhora dos sintomas. As pessoas têm melhores chances de perseverar se tiverem sido informadas a respeito do efeito retardado.

Acompanhamento regular (no mínimo semanal em casos mais graves).

Nas tentativas de suicídio, avaliar também o mecanismo da tentativa para conduta específica (p. ex., trauma ou intoxicação).

Critérios de transferência

Encaminhar ao pronto-socorro para avaliar necessidade de observação por 24 horas ou internação:
- Toda tentativa de suicídio.
- Na ideação suicida com:
    - Grande risco potencial de suicídio com plano concreto;

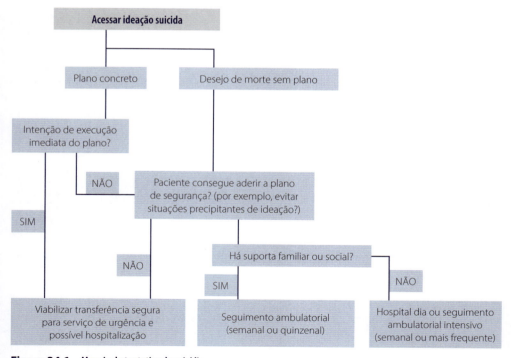

Figura 34.1 – Manejo da tentativa de suicídio.
Fonte: Autoria própria.

- Rede e suporte familiar limitado/precário;
- Falta de crítica;
- Agitação e impulsividade persistentes;
- Impossibilidade de acompanhamento ambulatorial;
- Quadro psicótico.

Bibliografia

- Abreu, Cristiano Nabuco [et al.] Síndromes psiquiátricas: diagnóstico e entrevista para profissionais de saúde mental. – Porto Alegre: Artmed, 2006.
- Brasil. Ministério da Saúde. Secretaria de Atenção à Saúde. Departamento de Atenção Básica. Acolhimento à demanda espontânea: queixas mais comuns na Atenção Básica – Brasília: Ministério da Saúde, 2012. 290 p: il. – (Cadernos de Atenção Básica n. 28, Volume II).
- Brasil. Ministério da Saúde. Secretaria de Atenção à Saúde. Departamento de Atenção Básica. Saúde Mental– Brasília: Ministério da Saúde, 2013. 176 p: il. – (Cadernos de Atenção Básica n.34).
- Ganem, Fernando; Cardoso, Luiz Francisco. Manual de Emergências Clínicas. 1 ed. – Rio de Janeiro: Atheneu, 2018.
- Gusso, Gustavo; Lopes, José Mauro Ceratti; Dias, Lêda Chaves. Tratado de medicina de família e comunidade: princípios, formação e prática. – 2 ed. Porto Alegre: Artmed, 2019
- https://www.uptodate.com/contents/suicidal-ideation-and-behavior-in-adults?search=suicide&source=search_result&selectedTitle=1~150&usage_type=default&display_rank=1#H19.
- Mansur, Carlos Gustavo. Psiquiatria para o médico generalista. – Porto Alegre: Artmed, 2013.
- McWhinney, Ian R; Freeman, Thomas. Manual de medicina de família e comunidade. Tradução Anelise Teixeira Burmeister. — 3. ed. — Porto Alegre: Artmed, 2010. p.308-11.

35 | *Delirium* – Estado Confusional Agudo

Bruno Cesar Eloi de Freitas
Mariana Villiger Silveira
Tatiana Milla Mandia

Considerações gerais

Acredita-se que a prevalência do *delirium* na comunidade seja de 1% a 2%, aumentando para 14% dentre os maiores de 85 anos. O *delirium* afeta até 30% de todos os pacientes idosos com afecções não cirúrgicas, atingindo 10% a 40% dos pacientes idosos hospitalizados.

Delirium define-se como uma situação clínica em que há déficit global agudo da atenção, sem sinais neurológicos localizatórios, associado a:

- Alteração da cognição que não pode ser atribuída a uma demência preexistente;
- Desenvolvimento em um período curto (horas a dias);
- Flutuação de nível de consciência ao longo do dia.

Trata-se de um distúrbio com potencial risco de vida caracterizado por alta morbidade e mortalidade. As diretrizes tratam do reconhecimento, dos fatores de risco e do tratamento do *delirium*.

Fatores de risco

Dentre os inúmeros fatores de risco para a ocorrência de *delirium*, destacam-se os principais:

- Idade avançada (acima de 65 anos);
- Demência ou comprometimento cognitivo;
- Deficiência visual ou auditiva;
- Comprometimento funcional ou imobilidade;
- História prévia de *delirium;*
- Desidratação e distúrbio hidreletrolíticos;
- Distúrbios metabólicos;
- Polifarmácia e efeitos colaterais de fármacos;
- Mudança de ambiente;
- Uso de drogas;
- Infecções.

Quadro clínico e diagnóstico

As principais características do *delirium* são o início agudo e a atenção prejudicada, de curso flutuante. Os sinais e sintomas se manifestam fundamentalmente em três aspectos:

- Distúrbio de vigilância e aumento do nível de distração;
- Incapacidade de manter coerência de pensamento;
- Incapacidade de executar uma série de movimentos com objetivo definido.

CAPÍTULO 35

Culminando em quadro clínico típico marcado por uma série de manifestações em que se destacam:

- Distúrbios de percepção com ilusões/alucinações;
- Desorientação temporoespacial;
- Déficit de memória;
- Alteração de comportamento: apatia/agitação;
- Prejuízo em mais funções cognitiva: anomia, discalculia, disgrafia, falha de julgamento.

O diagnóstico é eminentemente clínico, sendo de suma importância a estimativa da mudança em relação à funcionalidade e ao nível cognitivo prévio do paciente. Revisão da lista de medicações, bem como mudanças recentes em doses ou tipos é fundamental. Uso de álcool ou outras substâncias também deve ser investigado. O exame físico deve incluir exame neurológico detalhado, em busca de déficits focais e pesquisa de sinais que indiquem quedas, traumas cefálicos, infecções ou outras afecções agudas. O *confusion assessment method* (CAM) é um instrumento desenvolvido para o rastreio de *delirium* sendo o diagnóstico dado pela presença de critérios 1, 2 e 3 ou 1, 2 e 4 (Quadro 35.1).

Adicionalmente, cumpre a realização de diagnóstico diferencial quanto aos principais quadros com manifestação de confusão mental (Quadro 35.2).

Manejo inicial

Todo paciente com *delirium* deve ser submetido a

- Dosagem de glicemia capilar;
- Priorizar ABCD primário e secundário;
- Avaliar existência de causas reversíveis.

Quadro 35.1	
Método de avaliação de confusão (CAM)	
Critérios	*Características*
Critério 1	**Início agudo e flutuação no curso**: - Há evidência de uma alteração aguda do estado mental do paciente em relação ao nível de base? ( ) Sim ( ) Não
Critério 2	**Desatenção**: - O paciente teve dificuldade em focalizar sua atenção, por exemplo, distraiu-se facilmente ou teve dificuldade em acompanhar o que estava sendo dito? ( ) Sim ( ) Não - Se presente ou anormal, esse comportamento variou durante a entrevista, isso é, tendeu a surgir e desaparecer ou aumentar e diminuir de gravidade? ( ) Sim ( ) Não
Critério 3	**Pensamento desorganizado**: - O pensamento do paciente estava desorganizado ou incoerente, por exemplo, discurso sem sentido, conversação irrelevante, fluxo vago ou ilógico, ideias, mudanças imprevistas de assunto? ( ) Sim ( ) Não
Critério 4	**Alteração do nível de consciência**: - Qual é o nível de consciência do paciente? ( ) Alerta (normal) ( ) Letárgico (sonolento, porém fácil de acordar) ( ) Anormal: ( ) Hiperalerta (vigilante, hiperativo, excessivamente sensível ao ambiente) ( ) Estupor (difícil de acordar) ( ) Coma

Fonte: Inouye SK, VanDyck CH, Alessi CA et al. Clarifying confusion: The Confusion Assessment Method. A new method for detecting delirium. Ann Intern Med. 1990; 113:941-8.

Quadro 35.2
Diagnóstico diferencial do paciente confuso

	Delirium	Demência	Depressão	Esquizofrenia
Início	Agudo	Insidioso	Variável	Variável
Curso	Flutuante	Progressivo	Variação diurna	Variável
Consciência e orientação	Obnubilado, desorientado	Prejudicadas em estágio avançado	Geralmente normal	Podem estar alterados (catatonia)
Alteração de memória	Inatenção, memória de curta duração prejudicada	Memória mais prejudicada que a atenção	Atenção pobre Memória intacta	Atenção pobre Memória intacta
Psicose presente?	Comum (geralmente ideação simples)	Incomum	Ocorre em porcentagem pequena	Comum (geralmente ideação complexa)
EEG	Lentificação generalizada em 80%	Lentificação generalizada em 80%	Geralmente normal	Geralmente normal

Fonte: Emergências clínicas: abordagem prática – Herlon Saraiva Martins. [et al.]. – 10. ed. rev. – Barueri, SP: Manole, 2015.

Tratamento subsequente (hospitalar, se necessário)
- Busca e tratamento de causas específicas.
- Avaliar o grau de *delirium* e prescrever controle medicamentoso:
  - *Delirium* leve: observar e evitar medicação.
  - *Delirium* moderado: haloperidol de 1-10 mg ou antipsicóticos atípicos (como olanzapina, risperidona).
  - *Delirium* grave: haloperidol IM 1-5 mg, observar por 30 min e, se necessário, dobrar a dose.

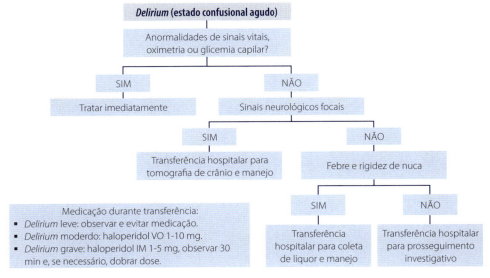

Figura 35.1 – Fluxo assistencial.
Fonte: Autoria própria.

Bibliografia

- Barr J, Fraser GL, Puntillo K et al; American College of Critical Care Medicine. Clinical practice guidelines for the management of pain, agitation, and delirium in adult patients in the intensive care unit. Crit Care Med. 2013 Jan;41(1):263-306.
- Brown TM, Boyle MF. Delirium. BMJ. 2022 Sep 21;325(7365):644-7.
- Emergências clínicas: abordagem prática / Herlon Saraiva Martins.[et al.]. – 10. ed. rev. e atual. – Barueri, SP: Manole, 2015.
- Ganem, Fernando; Cardoso, Luiz Francisco. Manual de Emergências Clínicas. 2018.
- Higa, Elisa Mieko Suemitsu; Atallah, Álvaro Nagib. Guias de Medicina Ambulatorial e Hospitalar Unifesp/ Escola Paulista de Medicina - Medicina de Urgência. 2004.
- Inouye SK, VanDyck CH, Alessi CA et al. Clarifying confusion: The Confusion Assessment Method. A new method for detecting delirium. Ann Intern Med. 1990; 113:941-8.
- Lôbo, Rômulo R.; Filho, Silvio R. B. da Silva. Lima, Nereida K. C.; Ferriolli, Eduardo; MORIGUTI, Julio. C. Delirium. Medicina (Ribeirão Preto). 2010.
- Roche V. Sothwestern Internal Medicine Conference. Etiology and management of delirium. Am J Med Sci. 2003 Jan;325(1):20-30.
- Royal College of Physicians. Prevention, diagnosis and management of delirium in older people. June 2006.

SEÇÃO 7

PROBLEMAS GASTRINTESTINAIS

Coordenadores

Raquel Perea Villa Nova
Rodolfo Luciano Galeazzi

36 | Dispepsia

Raquel Lizi Miguel
Tatiana Milla Mandia

Considerações gerais

Dispepsia é um sintoma ou uma combinação de sintomas que alerta o médico quanto à presença de um problema do trato gastrintestinal superior. Acomete 44% dos adultos no Brasil e é uma causa frequente de procura por atendimento médico. É recorrente, sendo que sintomas voltam em um ano, em metade das pessoas. A prevalência de *Helicobacter pylori* no Brasil varia entre 62% e 81%.

Quadro clínico

Fatores de risco
- Tabagismo: DRGE e neoplasias;
- Uso de AINE: úlcera péptica;
- Obesidade: DRGE;
- Outros fatores de risco a serem avaliados no contexto, não isoladamente: idade > 55 anos, sintomas sistêmicos, história familiar.

Fatores desencadeantes
- Uso de AINEs;
- Alimentos irritativos (ácidos, chocolate, café, álcool, refrigerante, gorduras, frituras);
- Estresse e ansiedade;
- Uso de outras medicações (AAS, antagonista de cálcio, bisfosfonatos, biguanidas, corticoides, alguns antibióticos, nitratos e teofilina).

Sinais e sintomas
Dor ou queimação epigástrica com duração de pelo menos um mês que pode estar associado a qualquer sintomas gastrintestinal alto, como:
- Saciedade precoce e preenchimento pós-prandial;
- Eructação;
- Distensão abdominal;

- Regurgitação;
- Náusea;
- Desconforto no abdômen superior.

Sinais de alerta
- Sangramento gastrintestinal;
- Disfagia progressiva;
- Odinofagia;
- Vômitos persistentes;
- Emagrecimento sem motivo aparente;
- Massas abdominais ou linfonodomegalia;
- Anemia ferropriva sem causa aparente;
- História familiar de câncer gastrintestinal alto.

Diagnósticos diferenciais

Diagnóstico

Em pacientes acima de 60 anos, considerar EDA com pesquisa de *H. pylori* antes do tratamento, dependendo do quadro clínico e dos antecedentes pessoais e familiares. A maioria dos pacientes com EDA e exames laboratoriais normais tem dispepsia funcional.

Em pacientes com menos de 60 anos, diagnóstico clínico. Endoscopia digestiva alta com pesquisa de *H. pylori* está indicada se houver uma entre as seguintes manifestações clínicas:
- Perda de peso clinicamente significativa;
- Sangramento gastrintestinal alto;
- Mais do que um sinal de alarme;
- Sinais de alarme rapidamente progressivos.
    DRGE: sintomas de azia, pirose retroesternal e regurgitação.

Diagnósticos diferenciais que devem ser excluídos
- Doença arterial coronariana;
- Neoplasia do trato gastrintestinal superior;
- Doenças de etiologia biliar ou pancreática;
- Infecção gastrintestinal.

Manejo inicial

- Avaliar sinais de alarme. Se presentes, solicitar endoscopia.
- Para sintomas agudos recomenda administrar antagonista de receptores H_2 como ranitidina 75 a 300 mg/dia VO (B) ou inibidor de bomba de prótons como o omeprazol 20 a 60 mg/dia VO (B). Caso o paciente apresente vômitos ou impossibilidade de deglutição, optar pela administração via EV ou associar metoclopramida que tem ação procinética. Até 20% dos pacientes apresentam efeitos colaterais provocados por efeitos

antidopaminérgicos e esses efeitos incluem agitação psicomotora, tonturas, distonias e raramente discinesia tardia. Por esse motivo, não é utilizada com frequência nos EUA, porém, em nosso meio a experiência com a droga é satisfatória. A dose habitual é de 30 mg a cada 6 horas. Quando usada por via endovenosa, a medicação deve ser infundida lentamente, em período maior que 15 minutos, para evitar efeitos colaterais.
- Orientar mudanças em estilo de vida (dieta, controle de estresse, cessar tabagismo).
- Suspender AINEs, se uso.
- Outras medicações procinéticas incluem a domperidona e a bromoprida. A eficácia das drogas para quadros de gastroparesia é comparável à da metoclopramida e a dose de ambas as medicações é de 10 mg, 3 a 4 vezes ao dia.

Critérios de transferência

Encaminhar ao pronto-socorro se sangramento gastrintestinal agudo significativo, suspeita de isquemia miocárdica ou suspeita de abdômen agudo emergencial.

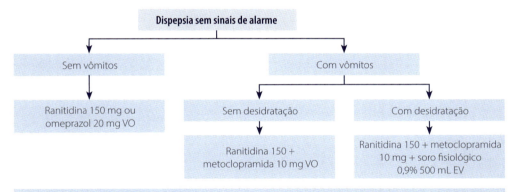

Figura 36.1 – Manejo da dispepsia aguda.
Fonte: Autoria própria.

Bibliografia
- Gusso, Gustavo; Lopes, José Mauro Ceratti; Dias, Lêda Chaves. Tratado de medicina de família e comunidade: princípios, formação e prática. 2 ed. – Porto Alegre: Artmed, 2019.
- https://www.sbmfc.org.br/wp-content/uploads/media/NHG%204%20Dispepsia(1).
- https://www.uptodate.com/contents/approach-to-the-adult-with-dyspepsia?search=dispepsia&source=search_result&selectedTitle=1~150&usage_type=default&display_rank=1
- Martins HS et al. Emergências clínicas: abordagem prática. 10 ed. – Barueri, SP: Manole, 2015.
- Moayyedi, Paul M; Lacy, Brian E; Andrews, Christopher N; Enns, Robert A; Howden, Colin W; Vakil, Nimish. ACG and CAG Clinical Guideline: Management of Dyspepsia. American Journal of Gastroenterology: July 2017 - Volume 112 - Issue 7 - p 988–1013.
- Valladão Junior, José Benedito Ramos; Gusso, Gustavo; Olmos, Rodrigo Diaz. Medicina de família e comunidade. 1 ed. – Rio de Janeiro: Atheneu, 2017.

37 | Gastrenterite Aguda no Adulto

Juliana Vieira Esteves
Rodolfo Luciano Galeazzi

Definição

Diarreia aguda definida pela evacuação com aumento do conteúdo líquido, volume ou frequência que dura até 14 dias.

Etiologia e diagnósticos diferenciais

Infecciosa: viral, bacteriana e parasitária:
- Inflamatória;
- Não inflamatória.

Não infecciosa: efeito adverso de medicações, abdômen agudo, doenças do trato gastrintestinal e doenças endocrinológicas

Exame físico

- Categorizar a desidratação: aspecto das mucosas, enchimento capilar, frequência cardíaca e alteração dos sinais vitais em posição ortostática;
- Febre: sugestivo de diarreia inflamatória;
- Exame abdominal para descartar "abdômen agudo";
- Toque retal: pode ser necessário para procurar sangue e avaliar a consistência das fezes (descartar diarreia paradoxal em casos de fecaloma).

Testes diagnósticos

Devem ser reservados para casos de desidratação grave, febre persistente, evacuações com sangue, suspeita de infecção hospitalar ou surtos:
- Sangue oculto: Um teste positivo em associação com leucócitos nas fezes ou lactoferrina são indicativos de causas inflamatórias;
- Pesquisa de leucócitos: em desuso pela dificuldade de padronização do método e da interpretação;

Tabela 37.1
Principais agentes etiológicos das gastrenterites

Vírus	Bactérias	Parasitas	Medicamentos	Diarreia crônica (inicial)
Rotavírus	E. coli	Entamoeba histolytica	Omeprazol	Alergia ao leite de vaca
Coronavírus	Aeromonas	Cryptosporidium	Antiácidos	Deficiência de lactase
Adenovírus	Shigella	Isospora	Antiarrítmicos	Uso de antibióticos
Norovírus	Vibrio cholerae	Giardia lamblia	AINEs	Uso de laxantes
	Campylobacter jejuni	Strongyloide stercoralis	Antibióticos	Intoxicação por metais
	Klebisiela		Metformina	pesados
	Pseudomonas		Antineoplásicos	
	Salmonella		Antirretrovirais	
	Yersinia		Colchicina	
	Clostridium difficile		Metais pesados	
	Clostridium perfringens		Misoprostol	
	S. aureus		Suplementos	
	Bacillus cereus		vitamínicos	

Fonte: Autoria própria.

- Lactoferrina: é um marcador de leucócito liberado com o dano da célula. Possui um método mais preciso que a pesquisa de leucócito e está aumentado em infecções bacterianas;
- Cultura: o uso indiscriminado onera demasiadamente o sistema e não traz benefícios a todos os pacientes. Não é consenso para quem deveria ser solicitado, mas são indicações razoáveis: surtos hospitalares, suspeita de infecção nosocomial, pacientes imunossuprimidos pelo HIV, neutropênicos ou idosos com múltiplas comorbidades;
- Pesquisa de parasitas: seu uso de rotina não traz custo/efetividade. Pode ser indicado em pacientes com mais de 7 dias de história, especialmente se associado a viagens, trabalhar em creches, pessoas com AIDS ou HsH ou comunidades ribeirinhas;
- Colonoscopia: o papel na diarreia aguda é limitado. Pode ser considerado em caso de diagnósticos incertos, falha no tratamento empírico, em suspeita de tuberculose ou para determinar causas não infecciosas de diarreia (colite isquêmica, câncer, enteropatia relacionada a anti-inflamatórios não esteroidais, doenças inflamatórias intestinais).

Tratamento

Reidratação

Deve ser sempre o primeiro passo do tratamento e, preferencialmente, utilizar a via oral. Podemos calcular a deficiência de líquido comparando o peso atual com o peso habitual.

Alimentação

Alimentação precoce reduz a permeabilidade intestinal causada por infecções e reduz a duração da doença. Dieta BRAT (do inglês, banana, arroz, compota de maçã e torrada) tem evidência limitada e evitar alimentos sólidos por 24 h parece não ter benefício.

Medicamentos contra a diarreia

Loperamida pode reduzir a duração da diarreia e, sua associação com simeticona, é mais eficaz para casos de diarreia inespecífica com desconforto ocasionado por gases. Contudo, não está indicado para diarreias com sangue ou de etiologia inflamatória pelo risco de prolongar e piorar o quadro.

Loperamida 2 mg: tomar 2 cp, tomar 1 cp após cada evacuação líquida até um total máximo de 8 cp (16 mg)/dia.

Probiótico

Em crianças é associado com redução da gravidade e da duração da doença. Contudo, muitos produtos são vendidos como probiótico e a eficácia deve ser avaliada individualmente.

Exemplos: Tiorfan® 100 mg 8/8 h; Floratil® 250 mg 2 ×/dia ou Enterogermina® 1 ×/dia.

Antibiótico

A grande maioria dos quadros é autolimitado e de origem viral, por isso, antibiótico de rotina não deve ser utilizado. O uso não criterioso pode levar ao desenvolvimento de resistência bacteriana, erradicação prejudicial da flora normal, prolongamento da diarreia e aumento de custo do tratamento. Em pacientes com 10 a 14 dias de quadro, o tratamento sem antibiótico é menos eficaz e testes para protozoários devem ser considerados. Também considerar antibiótico terapia para pacientes com mais de 65 anos, imunocomprometidos, quadros graves ou sépticos

Medidas de prevenção

Devem ser orientadas: lavar as mãos, preparar adequadamente os alimentos, utilizar água filtrada e vacinação.

Transferir quando

- Sinais de desidratação grave;
- Impossibilidade de acompanhamento domiciliar;
- Sinais de alarme;
- Sinais de glicopenia do sistema nervoso central (letargia, confusão mental, convulsão);
- Sinais de sepse.
  Para a transferência segura, esse paciente requer:
- Preenchimento de ficha de transferência;
- Monitoração completa;
- Suplementação de oxigênio caso baixa saturação de O_2 ou diminuição do nível de consciência;
- Acesso venoso;
- Ambulância padrão UTI com respirador e desfibrilador cardíaco.

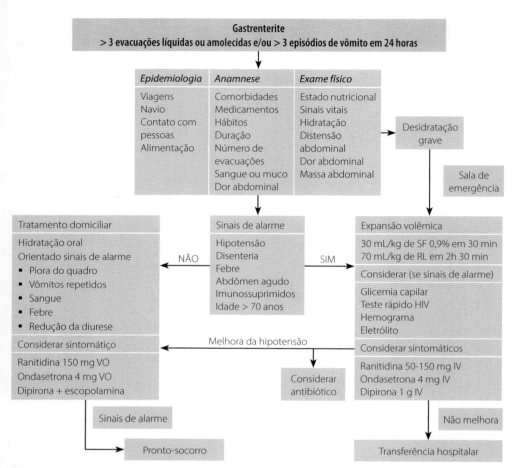

Figura 37.1 – Manejo da GECA no adulto.
Fonte: Autoria própria.

Bibliografia

- Ganem F, Cardoso LF. Manual de Emergências Clínicas. 1 ed. Rio de Janeiro: Atheneu, 2018.
- Gusso G, Lopes JMC. Tratado de Medicina de Família e Comunidade: princípios, formação e prática. 2ª ed. Porto Alegre: Artmed; 2018.
- Simon, Everitt, van Dorp. Manual de Clínica Geral de Oxford. 3º edição, 2013.
- Valladão JBR, Gusso G, Olmos RD. Série Manual do Médico-Residente – Medicina de Família e Comunidade. Atheneu, 2017.

38 | Gastrenterite Aguda na Criança

Juliana Vieira Esteves
Raquel Perea Villa Nova

Considerações gerais

A diarreia aguda pode ser definida como a ocorrência de três ou mais evacuações amolecidas ou líquidas nas últimas 24 horas. O aumento no volume e/ou frequência de evacuações pode ocasionar piora nas perdas de água e eletrólitos, resultando consequências graves como desidratação, desnutrição energético proteica e até mesmo óbito. A diminuição da consistência habitual das fezes também pode ser considerada como parâmetro nesse quadro.

Na maioria dos casos, a diarreia aguda resolve-se em até 7 dias, que pode durar até 14 dias. Quadros com duração superior a este período são considerados como diarreia crônica.

Etiologia

A infecção do trato digestivo pode ser causada por vírus, bactérias ou protozoários, porém nem sempre é possível identificar o agente causador do episódio diarreico. A gastrenterite aguda também pode se manifestar no início de quadros de etiologia não infecciosa, como por exemplo as alergias e intolerâncias ao leite de vaca, doença inflamatória intestinal, uso de antibióticos, laxantes ou intoxicações exógenas.

Tabela 38.1 Causas de diarreia em crianças				
Vírus	*Bactérias*	*Parasitas*	*Fungos*	*Outros*
Rotavírus	*Escherichia coli** *Aeromonas*	*Entamoeba histolytica*	*Candida albicans*	Alergia ao leite de vaca
Coronavírus	*Salmonella* *Yersinia*	*Giardia lamblia*		Deficiência de lactase
Adenovírus Calicivírus (Norovírus) Astrovírus	*Shigella* *Vibrio cholerae* *Campylobacter jejuni* *Klebisiela*** *Pseudomonas*** *Clostridium difficile***	*Cryptosporidium* *Isospora*		Uso de antibióticos Uso de laxantes Intoxicação por metais pesados

*E. coli enteropatogênica clássica, enterotoxigênica, enterohemorrágica, enteroinvasiva, enteroagregativa.
**Imunocomprometidos ou antibioticoterapia prolongada.
Fonte: Autoria própria.

Quadro clínico

Sinais e sintomas
- Vômitos;
- Diarreia;
- Cólicas abdominais;
- Inapetência;
- Febre;
- Letargia;
- Disenteria (diarreia com presença de sangue vivo - pode indicar lesão na mucosa intestinal).

Fatores de risco
- Neonatos;
- Prematuridade;
- Lactentes menores de 2 meses;
- Lactentes não imunizados;
- Idade escolar;
- Imunocomprometidos;
- Doenças crônicas;
- Insuficiência renal;
- Insuficiência hepática;
- Falha na higiene pessoal e domiciliar.

Sinais de alarme
- Vômitos recorrentes ou incoercíveis;
- Presença de sangue nas fezes;
- Desidratação;
- Hipotermia/hipertermia;
- Convulsão/abalos mioclônicos;
- Alterações do nível de consciência;
- Cianose/palidez;
- Mais de 8 episódios diarreicos em 24 horas.

Diagnóstico no lactente e na criança

O diagnóstico deve ser clínico no quadro agudo, baseando-se na anamnese e exame físico. Importante observar se há presença dos sinais de alarme que justifiquem transferência hospitalar, com destaque para sinais de desidratação. Nos tratamentos ambulatoriais ou domiciliares, os pais devem receber todas orientações a fim de evitar o prolongamento do quadro ou a piora do mesmo. Nas gastrenterites crônicas, exames laboratoriais e de imagem devem ser solicitados para investigação.

Critérios de transferência

Transferir quando:
- Sinais de desidratação grave (letargia, diminuição da diurese, taquicardia, hipotensão, perda de mais de 10% peso corporal);
- Impossibilidade de tratamento domiciliar;
- Presença de sinais de alarme;
- Sinais de glicopenia do sistema nervoso central (letargia, confusão mental, convulsão);
- Sepse.

Para a transferência segura, esse paciente requer:
- Preenchimento de ficha de transferência;

- Equipamentos para monitorização de sinais vitais;
- Suplementação de oxigênio caso baixa saturação de O_2 ou diminuição do nível de consciência;
- Acesso venoso periférico ou central, na impossibilidade do periférico;
- Ambulância padrão UTI com respirador e desfibrilador cardíaco.

Manejo inicial

A abordagem inicial na criança com gastrenterite aguda deve incluir:

Anamnese

- Duração dos sintomas;
- Número de evacuações;
- Vômitos;
- Presença de sangue nas fezes;
- Febre;
- Hábito alimentar vigente;
- Consumo de líquidos;
- Diurese;
- Peso;
- Vacinação.

Exame físico

- Hidratação;
- Padrão respiratório;
- Nível de consciência.

O examinador deve ser capaz de identificar sinais de alarme e solicitar o mais brevemente a transferência hospitalar do paciente, caso necessário.

As desidratações devem ser corrigidas prontamente: quadros leves, via oral e graves, via parenteral, preferencialmente.

Medicações sintomáticas como os antieméticos e analgésicos devem ser consideradas, na dependência do quadro.

As crianças que apresentam gastrenterite sem desidratação e sem sinais de alarme podem ser tratadas em domicílio, que pode ou não receber medicamentos sintomáticos no momento do atendimento.

Na alta, os pais ou responsáveis devem ser orientados para o acompanhamento do quadro e sobre as medidas de suporte necessárias, maneira de preparo da solução de reidratação oral, medidas de higiene, realimentação precoce, reposição hídrica, observação da diurese e sinais de alarme.

Deve ser ressaltada a importância da orientação para busca de atendimento médico caso piora ou presença de sinais de gravidade na criança.

Na desidratação grave, o paciente deve ser encaminhado para sala de emergência da unidade, se possível, e solicitada sua transferência hospitalar pela equipe de saúde.

Criança com diarreia aguda ou episódios de vômitos/dor abdominal
> 3 evacuações líquidas ou amolecidas ou > 3 episódios de vômito

↓

Anamnese + exame físico

Avaliar o estado de hidratação

Estado	Alerta	Irritado	Hipotônico
Olhos	Normais	Fundos	Muito profundos
Boca e língua	Úmidas	Secas	Muito secas
Avidez por líquido	Normal	Sedento	Incapaz de beber
Sinal da prega	Desaparece rapidamente	Desaparece lentamente	Desaparece em + de 2 segundos
Pulso	Cheio	Rápido e débil	Muito débil
Tempo de enchimento capilar	Normal (até 3 segundos)	Prejudicado (> 3 segundos)	Muito prejudicado (> 5 segundos)
Diagnóstico	Sem desidratação	Desidratação leve (+ de 2 sinais acima)	Desidratação grave (+ de 2 sinais acima)

Sem desidratação → Tratamento domiciliar + considerar sintomáticos AGORA

Oferecer líquidos a cada evacuação:
< 1 ano: 50-100 mL
1-10 anos: 100-200 mL

Considerar probióticos ou medida auxiliar:
Opções:
Tiorfan®
até 9 kg: 01 sachê 10 mg 8/8 h
9-13 kg 02 sachês 10 mg 8/8 h
14-27 kg 01 sachê 30 mg 8/8 h
> 27 kg 02 sachês 30 mg 8/8 h
Floratil® 100 mg 2 × ao dia
Enterogermina® 01 flaconete ao dia

Considerar zinco 1 ×/dia 10 dias:
< 6 meses: 10 mg/dia
≥ 6 meses: 20 mg/dia
Ex.: Unizinco® Nutrizinco®

Considerar antiparasitários:
Mebendazol 5 mL 12/12 h, 03 dias
Metronidazol 35-50 mg/kg/dia 3 ×/dia 7-10 dias

Desidratação leve → Reidratação oral + sintomáticos:
Considerar antiemético:
Ondansetrona:
6 meses: 0,075 mL/kg/dose (0,15 mg/kg/dose) EV até de 8/8 horas
8 a 15 kg: 2 mg/dose VO até de 8/8 horas;
15 a 30 kg: 4 mg/dose VO até de 8/8 horas
> 30 kg: 8 mg/dose VO até de 8/8 horas. Dose máxima = 8 mg/dose
Considerar analgésico VO
Dipirona 25 mg/kg/dose

SRO 50-100 mL/kg durante 2-4 horas

- Melhora → Tratamento domiciliar + considerar sintomáticos AGORA
- Falha da aceitação VO ou piora do quadro: → Reidratação parenteral
  - Vômitos
  - Desidratação grave
  - Recusa em beber

Orientar sinais de alarme:
- Piora na diarreia
- Vômitos repetidos
- Muita sede
- Recusa alimentar
- Diminuição da diurese
- Sangue nas fezes
- Febre

→ Pronto-socorro

Desidratação grave → Reidratação parenteral

Expansão
< 5 anos:
SF 0,9% 20-30 mL/kg em 30 minutos (10 mL/kg em RN ou cardiopata)
Repetir até hidratação do paciente
> 5 anos:
SF 0,9% 30 mL/kg em 30 minutos + 70 mL/kg RL 2,5 h

Transferência hospitalar

Figura 38.1 – Manejo da GECA na criança.

Fonte: Autoria própria.

Bibliografia

- Behrman RE, Kliegman R, Jenson HB. Nelson – Tratado de Pediatria. 18ª Ed. Elsevier, 2009.
- Brandt Kg, Castro Antunes MM, Silva GA. Acute diarrhea: evidence-based management. J Pediatr (Rio J). 2015;91:S36-43.
- Campos Junior D.; Burns D.A.R; Lopez F.A. Tratado de Pediatria: Sociedade Brasileira de Pediatria. Barueri, SP:Manole, 2014. p. 1055-1065.
- Gomes TA, Elias WP, Scaletsky IC, Guth BE, Rodrigues JF, Piazza RM, et al. Diarrheagenic Escherichia coli. Braz J Microbiol. 2016;47 Suppl 1:3-30.
- Guarino A, Albano F, Ashkenazi S, Gendrel D, Hoekstra JH, Shamir Ret al. European Society for Pediatric Gastroenterology, Hepatology and Nutrition/European Society for Pediatric Infectious Diseases evidence-based guidelines for the management of acute gastroenteritis in children in Europe. J Pediatr Gastroenterol Nutr. 2008;46(Suppl. 2):S81-122.
- Guia Prático de Atualização Departamento Científico de Gastroenterologia - Diarreia aguda: diagnóstico e tratamento, 2017.

39 | Abdômen Agudo no Adulto

Rosiane Aparecida Turim Gomes Pinho
Marcela Mitie Missawa

Considerações gerais

A dor abdominal é uma das queixas mais comuns na atenção primária. O termo "abdômen agudo" é usado para quando ela se apresenta com início súbito ou evolução progressiva e necessita de tratamento imediato, clínico ou cirúrgico visando diminuir risco de mortalidade.

Quadro clínico

Sinais e sintomas
- Dor abdominal – deve ser bem caracterizada;
- Tempo do aparecimento da dor (dores intensas agudas tem maior associação com causas emergentes que dores insidiosas;
- Sintomas sistêmicos associados variam conforme a causa (febre, náuseas, vômitos, alterações de hábito intestinal, alterações urinárias, sangramentos vaginais ou gastrintestinais, etc.).

Sinais de alerta
- Síncope;
- Gravidez;
- Cirurgia ou procedimento endoscópico recente;
- Incapacidade de alimentar-se;
- Sangramento gastrintestinal volumoso;
- Ingestão de cáusticos ou de corpo estranho;
- Parada de eliminação de flatos/fezes;
- História de febre;
- Trauma abdominal agudo ou recente;
- No exame físico: alteração de sinais vitais ou do nível de consciência, hipóxia, icterícia, cianose, presença de hérnia encarcerada ou estrangulada, peritonite, dor desproporcional ao exame físico.

> **ATENÇÃO** Manifestações atípicas podem ocorrer em idosos, obesos, imunossuprimidos, transplantados ou doentes em uso de sedativos.

Diagnósticos diferenciais

- Primeiro passo: distinguir entre dor abdominal simples × abdômen agudo
  Na maioria dos casos de abdômen agudo, a história e o exame físico permitem fazer o diagnóstico sindrômico.

Dados relevantes da história clínica
- Caracterização precisa da dor e sintomas associados;
- Antecedentes pessoais: comorbidades, cirurgias e procedimentos prévios, etilismo, tabagismo, fatores de risco para doenças cardiovasculares e tromboembólicas, doenças sexualmente transmissíveis;
- Antecedentes familiares;
- Uso de medicações (sobretudo AINEs, corticoides, anticoagulantes ou antiagregantes plaquetários);
- Hábitos intestinal e urinário;
- Para mulheres, abordar questões ginecológicas – uso de métodos contraceptivos, data da última menstruação, corrimento vaginal e dispareunia, gestação;
- Histórico de trauma abdominal agudo ou recente – compreender mecanismo do trauma;
- Alergias;
- História de patologias abdominais prévias.

Exame físico
- Estado geral, nível de consciência e sinais vitais – avaliar condições hemodinâmicas e respiratórias;
- Avaliar hidratação, presença de cianose ou icterícia;
- Punho-percussão lombar;
- Exame físico abdominal completo e minucioso, observando dados como a localização da dor, sinais de irritação peritoneal, presença de massas, diminuição ou ausência de ruídos hidroaéreos, etc.;
- Exame físico inguinal (avaliar presença de hérnias);
- Toque retal e vaginal, de acordo com a suspeita clínica.
  *Em caso de abdômen agudo traumático, deve-se proceder à sistematização do exame primário do Advanced Trauma Life Support (ATLS).

Exames complementares
- Devem ser solicitados de acordo com o quadro clínico, em geral após o paciente ser transferido ao serviço de urgência.
- Exames laboratoriais: auxiliam na caracterização de quadro infeccioso, de sangramento e na predição de gravidade.

Tabela 39.1
Tipos de abdômen agudo e suas características principais

Dados clínicos	Inflamatório	Obstrutivo	Perfurativo	Vascular	Hemorrágico
Intervalo de tempo entre início dos sintomas e procura de atendimento	Longo	Variável	Curto	Curto	Curto
Característica da dor	Média intensidade, insidiosa, com piora progressiva	Dores em cólica	Início súbito, forte intensidade e difusão para todo o abdômen	Início súbito com piora progressiva da intensidade.	Início súbito com difusão precoce
Sinais e sintomas	Febre, sinais de sepse	Náuseas/vômitos e parada da eliminação de gases e fezes	Pode apresentar sinais de infecção	Sepse na fase tardia	Choque hipovolêmico
Exame físico	Sinais de peritonite	Distensão abdominal, palpação flácida, eventualmente peristaltismo visível, ruídos aumentados e irritação peritoneal se sofrimento de alça	Sinais evidentes de peritonite e abdômen em tábua	Desproporção entre a dor e o exame físico, irritação peritoneal na fase avançada e ruídos diminuídos	Doloroso difusamente e dor à descompressão
Causas possíveis	Apendicite, Colecistite, pancreatite aguda, colangite, Diverticulite, doença inflamatória pélvica	Bridas, hérnias, tumor de cólon/delgado, volvo, corpo estranho	Úlcera gastroduodenal perfurada, corpo estranho, neoplasia, doença inflamatória, doença diverticular	Insuficiência mesentérica não oclusiva, trombose/embolia da artéria mesentérica superior, trombose venosa mesentérica, dissecção de aorta	Prenhez ectópica rota, cisto de ovário roto, aneurisma de vasos viscerais roto, rotura de lesões hepáticas, roturas de outros órgãos intra-abdominais*

Fonte: Autoria própria.

- Radiografia simples de abdômen: se suspeita de abdômen agudo perfurativo ou obstrutivo.
- USG abdominal: para mulheres jovens com dor abdominal baixa (diferencial de apendicite com afecções ginecológicas) ou se suspeita de afecção de vias biliares.

CAPÍTULO 39

Tabela 39.2
Sensibilidade e especificidade de sintomas e sinais perante importantes diagnósticos de abdômen agudo

Diagnóstico	Características clínicas	Sensibilidade (%)	Especificidade (%)
Apendicite	Dor em fossa ilíaca direita	81	53
	Dor antes de vomitar	100	64
	Anorexia	68	36
	Nenhuma dor anteriormente	81	41
	Dor migratória	69	84
	Náusea e vômitos	74	36
Colecistite	Dor no hipocôndrio direito	81	67
	Náusea	77	36
	Emesis	71	53
	Anorexia	65	50
	Febre	35	80
Isquemia mesentérica	História de fibrilação atrial	7,7 – 79,0	–
	Estado de hipercoagulabilidade	2.4 – 29.0	–
	Dor abdominal aguda	60 – 100	–
	Náusea/vômito	39 – 93	–
	Diarreia	18 – 48	–
	Sangramento retal	12-48	–
Obstrução do intestino delgado	Dor generalizada no início	22,9	93,1
	Dor cólica	31,2	89,4
	Alívio da dor pelo vômito	27,1	93,7
	Aumento da dor ao comer	16,7	94
	Cirurgias abdominais anteriores	68,8	74
	Vômito	75,0	65,3
	Histórico de constipação	43,8	95

Fonte: Evidence-Based Medicine Approach to Abdominal Pain. Emergency Medicine Clinics of North America. Volume 34, Issue 2, May 2016, Pages 165-190.

- TC abdominal: na suspeita de abdômen agudo vascular e para doentes com aneurisma de aorta e dor abdominal.

Diagnósticos diferenciais

- Algumas afecções específicas podem manifestar-se com dor abdominal simulando quadros de abdômen agudo.

Manejo inicial

- Manter paciente em jejum;
- Nos quadros de maior intensidade de dor pode-se realizar analgesia com opioides, desde que não haja suspeita de pancreatite – recomendações atuais sugerem que tal conduta não leva ao erro diagnóstico, nem a uma tomada de decisão terapêutica equivocada;
- **Sinais de instabilidade hemodinâmica ou respiratória**: garantir permeabilidade de vias aéreas, oxigenoterapia e acesso venoso com reposição de fluidos (hipotensão permissiva), posição de Trendelenburg;
- **Vômitos repetitivos e distensão abdominal**: realizar sondagem gástrica;
- **Sinais de sepse:** iniciar antibioticoterapia precoce.

Abdômen Agudo no Adulto

Tabela 39.3 — Principais diagnósticos diferenciais

Cardíacas	- Infarto agudo do miocárdio - Insuficiência cardíaca descompensada
Pulmonares	- Derrame pleural - Pneumonia da base
Metabólicas	- Cetoacidose diabética - Porfiria - Uremia
Doenças autoimunes	- Lúpus eritematoso sistêmico
Gastrintestinal	- Gastrenterocolite aguda
Urinárias	- Pielonefrite aguda - Cálculo renal
Hematológicas	- Anemia falciforme (crise falcêmica)
Processos infecciosos	- Herpes Zoster
Ginecológicas	- Gravidez ectópica - Cisto ovariano - Doença inflamatória pélvica

Fonte: Adaptada de Martins, 2015.

Critérios de transferência

- Referenciar para serviços de urgência que disponham de exames complementares e equipe cirúrgica todo o caso suspeito de abdômen agudo.
- Enquanto realiza a transferência:
    - Manter monitorização e acesso venoso, assim como medidas de suporte em caso de instabilidade hemodinâmica ou respiratória;
    - Manter analgesia, caso necessário com opioides;
    - **Não** oferecer água ou comida (manter jejum).

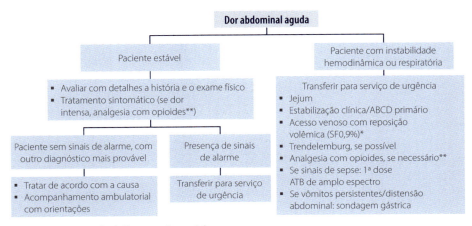

Figura 39.1 – Manejo do abdômen agudo no adulto.
*Adotar hipotensão permissiva se suspeita de abdômen agudo hemorrágico.
**Exceto se suspeita de pancreatite.
Fonte: Autoria própria.

Bibliografia

- Flasar, MH. Cross, R. Goldberg, E. Acute Abdominal Pain. Primary Care: Clinics in Office Practice. 33(2006): 659-684. 2006
- Ganem F, Cardoso LF. Manual de Emergências Clínicas. Série Rotinas nas Emergências do Hospital Sírio-Libanês. 1. ed. Rio de Janeiro: Atheneu, 2018
- Manterola C, Vial M, Moraga J, Astudillo P. Analgesia in patients with acute abdominal pain. Cochrane Database Syst Rev. 2011;(1):CD005660
- Martins, HS. et al. Emergências Clínicas: abordagem prática. 10ª ed., Barueri, SP: Manole, 2015.
- Mayumi T et al. The Practice Guidelines for Primary Care of Acute abdômenn 2015. Jpn J Radiol. 34(1): 80-115. Jan, 2016.
- Ministério da Saúde. Acolhimento a demanda espontânea – queixas mais comuns na atenção básica. Cadenos de Atenção Básica, n. 28, vol 2. Brasília: Ministério da Saúde, 2012.
- Natesan S, Lee J, Volkamer H, Thoureen T. Evidence-Based Medicine Approach to Abdominal Pain. Emergency Medicine Clinics of North America. Volume 34, Issue 2, May 2016, Pages 165-190.
- Pereira Júnior, G., Lovato, W. J., Carvalho, J. B., & Horta, M. F. Abordagem geral Trauma Abdominal. Medicina (Ribeirao Preto. Online), 40(4), 518-530. 2007.
- Valladao JBR, Gusso G, Olmos RD. Manual do Residente de Medicina de Família e Comunidade. Atheneu, 2016.

40 | Abdômen Agudo na Criança

Rosiane Aparecida Turim Gomes Pinho
Renato Walch

Considerações gerais

A dor abdominal aguda corresponde a cerca de 10% das queixas em atendimentos pediátricos na atenção primária. O termo "abdômen agudo" é usado para quando esse sintoma corresponde a uma condição não traumática, potencialmente grave e que necessita de tratamento clínico ou cirúrgico imediato.

Quadro clínico

Sinais e sintomas
- Dor abdominal intensa;
- Em crianças pré-verbais: alterações de comportamento, diminuição da ingesta alimentar, posição antálgica, distensão abdominal, sensibilidade ao exame físico do abdômen;
- Sintomas sistêmicos variam de acordo com a causa.

Sinais de alerta
- Vômitos biliares;
- Fezes sanguinolentas;
- Febre >38 graus (não analisar isoladamente, pois pode estar presente também em condições benignas como gastrenterite);
- Abdômen em tábua ou com sinais de peritonite;
- Ausência de ruídos hidroaéreos;
- Massa abdominal palpável;
- Abaulamento/dor inguinogenital;
- Rebaixamento do nível de consciência;
- Desconforto respiratório;
- Instabilidade hemodinâmica.

Diagnósticos diferenciais

Dados relevantes da história clínica
- Idade;
- Caracterização minuciosa da dor, se possível;

CAPÍTULO 40

- Presença de sintomas associados: inapetência, febre, vômitos, alterações de hábito intestinal ou no aspecto das fezes, alterações urinárias, etc.;
- Antecedentes pessoais: comorbidades, cirurgias e procedimentos já realizados, episódios prévios de dor abdominal, constipação crônica;
- Uso de medicações;
- Aventar possibilidade de ingestão de corpo estranho ou de intoxicação exógena;
- Para adolescentes mulheres, abordar questões ginecológicas – atividade sexual, uso de métodos contraceptivos, data da última menstruação, corrimento vaginal e dispareunia.

Exame físico

- Estado geral, nível de consciência e sinais vitais – avaliar condições hemodinâmicas e respiratórias;
- Avaliar hidratação, presença de cianose ou icterícia;
- Punho-percussão lombar;
- Exame físico abdominal completo e minucioso;
- Exame físico inguinal (avaliar presença de hérnias);
- Toque retal, de acordo com a suspeita clínica;
- Se suspeita de causa ginecológica em adolescentes que já iniciaram vida sexual, toque vaginal.

Exames complementares

- Devem ser solicitados de acordo com o quadro clínico e **não** devem retardar a transferência do paciente ao serviço de urgência, caso esta seja necessária;
- Glicemia capilar: para diagnóstico diferencial de cetoacidose diabética;
- Exames laboratoriais: hemograma, urina I e urocultura – auxiliam na caracterização de quadro infeccioso;
- USG abdominal deve ser o exame de imagem de escolha para quadros duvidosos;
- Radiografia abdominal se suspeita de obstrução intestinal.

Tabela 30.1			
Diagnóstico diferencial de dor abdominal aguda em crianças, segundo a faixa etária			
Até 1 ano	*1-5 anos*	*6-11 anos*	*12-18 anos*
Cólica infantil	• Linfadenite mesentérica • Púrpura de Henoch-Schönlein		• Causas ginecológicas: doença inflamatória pélvica, dismenorreia, aborto, gravidez ectópica, cisto ovariano • Torção testicular/ovariana • Infecções sexualmente transmissíveis • Síndrome do intestino irritável • Mononucleose
Doença de Hirschsprung	• Apendicite • Anemia falciforme		
• Volvo • Intussuscepção • Intolerância à lactose	• Dor funcional • Cetoacidose diabética • Divertículo de Meckel		
• Gastrenterite, constipação, infecção do trato urinário, pielonefrite, síndrome hemolítico-urêmica, pneumonia, hérnia encarcerada, traumas			

Obs.: A causa mais comum são as gastrenterites, e a causa cirúrgica mais frequente é a apendicite.
Fonte: Autoria própria.

Manejo inicial

- Manter paciente em jejum;
- Proporcionar alívio da dor com analgesia adequada ao grau de desconforto do paciente;
- **Sinais de instabilidade hemodinâmica ou respiratória**: garantir permeabilidade de vias aéreas, oxigenoterapia e acesso venoso com reposição de fluidos.

Critérios de transferência

- Referenciar para serviço de urgência que disponha de equipe de cirurgia pediátrica todo o caso suspeito de abdômen agudo.
- **Enquanto realiza a transferência:**
  - **Não** oferecer água ou comida;
  - Proporcionar analgesia adequada;
  - Se instabilidade hemodinâmica ou respiratória: monitorização e acesso venoso, assim como medidas de suporte de acordo com a condição clínica.

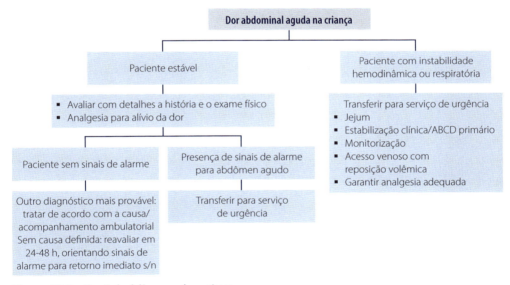

Figura 40.1 – Manejo do abdômen agudo na criança.
Fonte: Autoria própria.

Bibliografia

- Green R, Bulloch B, Kabani A, Hancock BJ, Tenenbein M. Early analgesia for children with acute abdominal pain. Pediatrics. 2005;116(4):978-983.
- Gusso G, Lopes JMC. Tratado de Medicina de Família e Comunidade: princípios, formação e prática. 2ª ed. Porto Alegre: Artmed; 2018.
- Ministério da Saúde. Acolhimento a demanda espontânea – queixas mais comuns na atenção básica. Cadenos de Atenção Básica, n. 28, vol 2. Brasília: Ministério da Saúde, 2012.

- NSW Ministry of Health. Infants and children: Acute Management of Abdominal Pain. Clinical Practice Guidelines. 2 ed. Dez, 2013.
- Reust CE, Williams A. Acute Abdominal Pain in Children. American Family Physician. 2016; 93(10):830- 836.
- Sinha AK, Kumar B, Kumar P. An Approach to Acute abdomen in Pediatric Patients Revisited. International Journal of Science and Research (IJSR). 2016; 5(10): 1492-1495.

SEÇÃO 8

PROBLEMAS UROLÓGICOS

Coordenadores

Mariana Duque Figueira
Stephan Sperling

41 | Infecção do Trato Urinário

Beatriz Motta Sampaio
Mariana Duque Figueira
Stephan Sperling

Considerações gerais

A infecção do trato urinário (ITU) consiste na ascensão de microrganismos pela uretra até os órgãos que compõem esse sistema. A infecção pode ocorrer na bexiga, sendo nomeada cistite, ou acometer o rim, originando a pielonefrite. A pielonefrite também pode ser causada por depósitos no rim de microrganismos que causem bacteremia, ou por bactérias que se alojem nos vasos linfáticos. Quando a infecção urinária é localizada em sítios além da bexiga, ela já é considerada como um caso de maior gravidade (complicada).

É mais comum sua ocorrência entre mulheres (50%-60% apresentará um episódio durante a vida), calcula-se que seja o dobro da incidência quando comparada aos homens.

Outros fatores de risco conhecidos são: crianças, idosos (mulheres com atrofia genital e homens com hiperplasia prostática), gestação, atividade sexual (principalmente em mulheres), lesões medulares, uso de sondas vesicais ou duplo J, diabetes *mellitus*, imunossupressão, nefrolitíase, estenose de uretra, variações anatômicas congênitas ou adquiridas do trato urinário, e uso de espermicidas.

Quadro clínico

Cistite
- Sintomas típicos: hematúria (razão de verossimilhança de 2), polaciúria (razão de verossimilhança de 1,8), disúria (razão de verossimilhança de 1,5), urgência miccional, e dor suprapúbica;
- Disúria e polaciúria tem VPP (valor preditivo positivo) de 90% para cistite;
- Os sintomas podem ser mais sutis ou atípicos em mulheres com mais de 65 anos (observar se há atrofia genital);
- Investigar hiperplasia prostática e obstrução em homens acima de 50 anos;
- Há ausência de sintomas ginecológicos (leucorreia, prurido ou dispareunia); se presentes: considerar diferenciais.

Pielonefrite/ITU complicada
- Febre, comprometimento sistêmico (calafrios, prostração, mialgia), dor em flanco, dor lombar/no ângulo costovertebral, sinal de Giordano (punho-percussão lombar) positi-

vo ao exame físico, náusea ou vômitos, inapetência; dor pélvica ou perineal em homens (sugestivo de prostatite);
- Pode ou não haver sintomas urinários;
- Fatores de risco para ITU complicada: malformações do trato urinário, nefrolitíase, uropatias obstrutivas, gestação, uso de cateter, imunossupressão, diabetes *mellitus* descompensado.

Etiologia
- Agente etiológico mais comum: *Escherichia coli* (75%-95% dos casos);
- Outros agentes: *Staphylococcus saprophyticus* (5%-10% dos casos), *Esterococcus* spp., *Klebsiella* spp., *Proteus* spp., *Enterobacter*, *Pseudomonas* e outros *Staphylococcus*, incluindo MRSA (*S. aureus* resistente à meticilina);
- No perfil de resistência a uropatógenos, destaca-se:
  - *E. coli* (ampicilina 49,4%; sulfametoxazol + trimetoprima 40,35%; tetraciclina 29,8%);
  - *K. pneumoniae* (ampicilina 96,9%; nitrofurantoína 28,6%; sulfametoxazol + trimetoprima 28,3%; tetraciclina 27,7%; ácido nalidíxico 27,5%);
  - *P. mirabilis* (tetraciclina 97,8%; nitrofurantoína 76,52%; ampicilina 42,63%; sulfametoxazol + trimetoprima 37,65%).
- Fatores de risco para infecção por patógenos resistentes: uso recente de antibiótico de amplo espectro, internações recentes, institucionalização, viagem recente para lugares com taxas altas de resistência (Índia, Israel, México, Espanha), imunossupressão.

Diagnósticos e diferenciais

Diagnóstico
- A cistite, em pacientes sem fatores de risco para infecção por patógenos resistentes, é diagnosticada clinicamente, sem a necessidade de exames complementares para o início do tratamento.
- O exame de urina (fita reagente ou microscopia) pode apresentar leucocitúria (sensibilidade de 95% e especificidade de 71%), hematúria, bacteriúria (sensibilidade de 40%-70% e especificidade de 85%-95%), e nitrito positivo (sensibilidade de 75% e especificidade de 82%); porém, a ausência desses achados não afasta o diagnóstico de ITU na presença de sintomas consistentes.
- O padrão-ouro para o diagnóstico é a urocultura, que deve conter ao menos 100.000 unidades formadoras de colônia (UFC), em jato médio, após a higiene íntima. As evidências disponíveis suportam sua solicitação nas seguintes situações: se sintomas sugestivos ou fatores de risco para pielonefrite/ITU complicada, na persistência de sintomas após 4 semanas de antibioticoterapia, em mulheres com sintomas atípico, e se fatores de risco para infecção por patógenos resistentes.
- É importante questionar a possibilidade de gestação nas mulheres em idade reprodutiva, investigar a ocorrência de menstruação e, eventualmente, solicitar beta-HCG (devido à necessidade de tratamento específico da ITU na gestação).
- Os exames de imagem (tomografia computadorizada de abdômen e pelve com contraste ou ultrassonografia de trato urinário) são solicitados para investigação de cálculos, obstrução ou abscessos. São indicações de avaliação por imagem no quadro

agudo: na pielonefrite/ITU complicada graves, na ITU complicada/pielonefrite quando sintomas persistentes após 48-72 h de antibioticoterapia adequada, na suspeita de obstrução do trato urinário, quando sintomas recorrentes em poucas semanas após o tratamento, se recidivas frequentes, e se hematúria persistente.

Diferenciais

- Doença inflamatória pélvica: suspeitar quando dor abdominopélvica, dispareunia, febre, e alteração em exame ginecológico (leucorreia endocervical mucopurulenta, e/ou dor à mobilização do útero ao toque);
- Prostatite: suspeitar em homens se sintomas recorrentes ou dor pélvica/perineal (realizar toque retal na suspeita);
- Vaginite: suspeitar se leucorreia, odor ou prurido;
- Uretrite: quadro mais insidioso, normalmente há secreção uretral concomitante, suspeitar se sintomas urinários sem bacteriúria ao exame de urina.
- Litíase renal;
- Bexigoma;
- Hiperplasia prostática benigna;
- Câncer de próstata.

Manejo inicial

Cistite

- Antibioticoterapia empírica de acordo com padrão de resistência da região.
- 1ª linha: nitrofurantoína 100 mg 6/6 h por 3-5 dias (não utilizar se *clearance* menor que 30 mL/minuto); ou sulfametoxazol + trimetoprima 800/160 mg 12/12 h por 3 dias (não utilizar se resistência regional maior que 20%); ou Fosfomicina trometamol 3 g dose única (não utilizar se infecção por *Staphylococcus* spp., *Klebsiella*, *Enterobacter*, *Acinetobacter*, *Proteus* e *Pseudomonas*).

  Fazer curso de 7 dias de antibiótico se: anormalidades do trato urinário, imunocomprometimento, homens (reavaliar em 2-4 semanas após tratamento), ou diabetes *mellitus* descompensado.
- 2ª linha: betalactâmicos: amoxicilina + ácido clavulânico 500/125 mg 12/12 h ou cefadroxila 500 mg 12/12 h, por 5-7 dias; cefalexina 500 mg 6/6 h, por 5-7 dias.
- 3ª linha: fluoroquinolonas: ciprofloxacino 250 mg 12/12 h ou levofloxacino 250 mg ao dia, por 3 dias (atentar para os efeitos colaterais articulares, musculares, e do sistema nervoso central). Norfloxacino também é opção.
- Sintomáticos: fenazopiridina pode ser utilizada por até 2 dias se disúria intensa.

Pielonefrite/ITU complicada sem critérios de internação

- 1ª linha: ciprofloxacino 500 mg 12/12 h ou levofloxacino 750 mg 1 × ao dia, por 7-10 dias (atentar para os efeitos colaterais).
- Se resistência regional a *E. coli* for maior que 10%: dose inicial de ceftriaxone 1 g EV ou IM antes de quinolona VO para casa.

- Se alto risco de resistência bacteriana ou impossibilidade de uso das opções acima: dose inicial de ertapenem 1 g EV ou IM, e medicação oral para casa: sulfametoxazol + trimetoprima 7-10 dias, ou betalactâmicos 10-14 dias.
- Reavaliação clínica após 48-72 h de antibioticoterapia.
- No caso de pacientes imunocompetentes, sem fatores de risco para complicação, e sem maiores comprometimentos sistêmicos, uma opção descrita é iniciar antibioticoterapia com amoxicilina + ácido clavulânico ou sulfametoxazol + trimetoprima (se pielonefrite), e sulfametoxazol + trimetoprima, ou nitrofurantoína (se ITU complicada), checando o antibiograma da urocultura em 24-48 h.

Gestante sem critérios de ITU complicada/hospitalização
- Cefalexina, ou Amoxicilina + ácido clavulânico, ou nitrofurantoína (evitar no terceiro trimestre).
- Solicitar urocultura de controle 48 h após o término do tratamento.

Bacteriúria assintomática
- É uma das apresentações da ITU, porém nem sempre deve ser tratada. O tratamento deve ser realizado em: gestantes, pacientes que se submeterão a cirurgias urológicas ou instrumentação do trato urinário, obstrução ou malformação urinária, e imunossuprimidos.

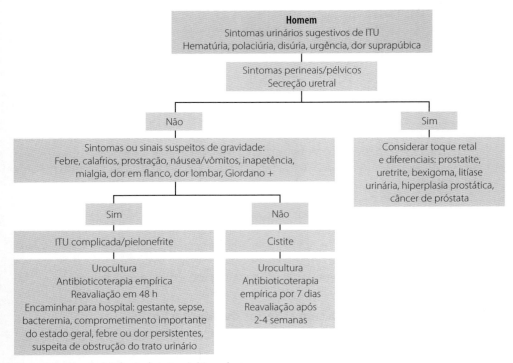

Figura 41.1 – Manejo da infecção do trato urinário em homens.
Fonte: Autoria própria.

Critérios de transferência

Complicações possíveis
- Bacteremia, sepse, choque, insuficiência renal aguda, abscessos, pielonefrite enfisematosa, necrose papilar.

Maior risco de complicações
- Gestantes, transplantados/imunossupressão, manipulação recente do trato urinário, obstrução do trato urinário, idosos, diabetes *mellitus* não controlado.

Critérios de hospitalização/transferência
- Pielonefrite/ITU complicada em gestantes, sepse, bacteremia, comprometimento importante do estado geral, febre ou dor persistentes, suspeita de obstrução do trato urinário, dificuldade em manter hidratação e ingestão de medicação via oral, alta suspeita de baixa aderência se tratamento em domicílio.

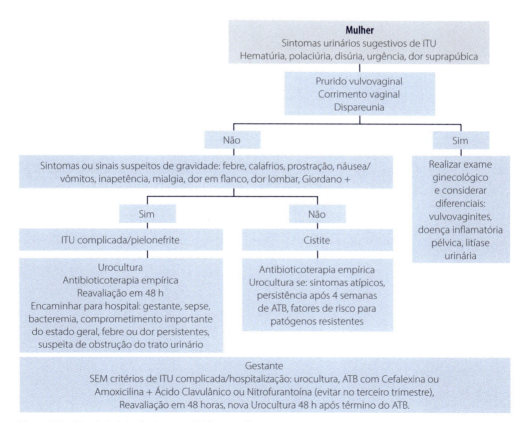

Figura 41.2 – Manejo da infecção do trato urinário em mulheres.
Fonte: Autoria própria.

Bibliografia

- Benton TJ. Infecções do trato urinário em homens. ©2019 BMJ Best Practice® http://www.bestpractice.bmj.com. Software 2019.
- Duncan BB, Schmidt MI, Giugliani ERJ. Medicina ambulatorial: condutas de atenção primária baseadas em evidências. 4. Ed. Artmed; 20153. P 1467-1475.
- Higa EMS, Atallah NA, Schiavon LL, Kikuchi LOO, Cavallazzi RS. Guias de medicina ambulatorial e hospitalar UNIFESP/ Escola Paulista de Medicina- Medicina de urgência. 1. Ed. Manole; 2005. p. 445-448.
- Hooton TM, Gupta K. Acute complicated urinary tract infection (including pyelonephritis) in adults. ©2019 UpToDate®: http://www.uptodate.com. Software 2019.
- Hooton TM, Gupta K. Acute simples cystitis in women. ©2019 UpToDate®: http://www.uptodate.com. Software 2019.
- Lee UJ. Infecções do trato urinário em mulheres. ©2019 BMJ Best Practice® http://www.bestpractice.bmj.com. Software 2019.
- Martin HS, Neto RAB, Neto, AS, Velasco IT. Emergências clínicas-abordagem prática. 3. Ed. Manole; 2007.
- Souza AB et al. Perfil de resistência a antimicrobianos de uropatógenos recuperados de pacientes brasileiros com infecções do trato urinário adquiridos na comunidade. UFMG, 2013.

42 | Cólica Renal

Beatriz Motta Sampaio
Mariana Duque Figueira
Stephan Sperling

Considerações gerais

A cólica renal é considerada uma crise de dor aguda de etiologia obstrutiva por presença de cálculos ou por más-formações no trajeto da via urinária. Vários estudos têm demonstrado aumento da incidência na presença de cálculos renais na população. Na última década, por exemplo, estudo do Reino Unido detectou um aumento de 63% nas hospitalizações por essa etiologia.

A composição dos cálculos em ordem crescente de frequência é: 1% outros (xantina, guaifenesina, etc.), 1% cistina, 5% a 10% de ácido úrico, 5% a 15% de estruvita e **70% a 80% de cálcio (oxalato ou fosfato)**.

Quadro clínico

- Dor aguda lombar e/ou em flancos e/ou pélvica intermitente sem fatores de melhora ou piora;
- Irradiação para testículo, pênis, pequenos e grandes lábios é bastante comum;
- Pode ou não estar associada a náuseas e vômitos, urgência miccional, polaciúria, hematúria, disúria, febre ou calafrios.

Fatores de risco

- Alimentares:
  - Altas doses de cálcio urinário;
  - Altas doses de oxalato urinário;
  - Baixa presença de citrato urinário;
  - Dieta rica ou pobre em cálcio;
  - Ingestão de alimentos ricos em oxalato (ex.: abacaxi desidratado, figo desidratado, ameixa desidratada, espinafre, ruibarbo, beterraba, feijões, azeitonas, batatas, chocolate, nozes, chás, morango, soja, arroz marrom e tofu);
  - Ingestão pobre de frutas e vegetais;
  - Ingestão excessiva de carne ou alimentos ricos em proteína animal;
  - Baixa ingestão de água;
  - Dietas ricas em sódio.

CAPÍTULO 42

- Episódio anterior de litíase renal (50% dos casos ocorrem em episódio isolado e cerca de 10% tem história de alta recorrência).
- História de litíase na infância, história familiar de litíase renal, brushite-stone, cálculo de ácido úrico, pedras associadas à infecção e rim único.
- Fatores genéticos para formação de pedras (cistinúria, fibrose cística, etc.), uso de medicamentos relacionados à maior produção de cálculos (antibióticos, por exemplo) e anormalidades anatômicas associadas à formação de cálculos (ectasia tubular, refluxo vesicoureteral, estenose de ureter, etc.).
- Exposição crônica à chumbo.
- Resistência à insulina e obesidade.
- Gota.
- Antibioticoterapia com emprego de sulfas, cefalosporinas, fluorquinolonas, nitrofurantoína/metamina e penicilinas de amplo espectro.

Diagnósticos e diferenciais

- A suspeita é clínica, porém o **diagnóstico exige exame de imagem** e, se possível, laboratorial (urina I e cultura de urina com antibiograma).
- O ultrassom é bastante útil para avaliar possíveis complicações e características do cálculo, apresentando sensibilidade de 61% e especificidade de 97% ao diagnóstico.
- Recomenda-se como bioquímica complementar: creatinina sérica, ácido úrico, cálcio ionizado, sódio, potássio, contagem de eritrócitos e proteína c reativa. Caso haja alta probabilidade de intervenção cirúrgica, coagulograma com tempo de tromboplastina parcial ativada e INR devem ser considerados.
- O padrão-ouro permanece tomografia sem contraste de abdômen e pelve, com sensibilidade de 98% e especificidade de 97% ao diagnóstico, principalmente para pacientes com suspeita de cálculo ureteral. **Contraindicada em: gestante, pacientes com cálculos recorrentes, com história familiar de cálculos e excesso de exposição a tomografias.**

Diferenciais

- Infecção do trato urinário;
- Pielonefrite;
- Obstrução da junção ureteropélvica (JUP) congênita ou adquirida;
- Peritonite;
- Síndrome da bexiga dolorosa por cistite intersticial;
- Ruptura de aneurisma abdominal;
- Hérnia;
- Uretrite;
- Lombalgia.

Manejo inicial

- Os anti-inflamatórios não esteroidais (AINES) são considerados os medicamentos de primeira linha no tratamento da cólica renal. Logo em seguida, os opioides são as dro-

gas de escolha no manejo da dor aguda. Os analgésicos comuns podem ser usados como adjuvantes ou na existência de contraindicações aos AINEs/opioides:
- AINES: cetoprofeno 100 mg EV, cetorolaco 60 mg VO, ou 10 mg EV; ou indometacina 100 mg VO ou via retal.
- Opioides: tramadol 100 mg EV; ou morfina 3 mg EV, se dor refratária.
- Analgésicos comuns: dipirona 1-2 g EV; ou escopolamina EV.
■ Medicações para facilitar a expulsão podem ser prescritas para uso domiciliar nos casos de litíase urinária entre 5-10 mm, destacando-se os alfabloqueadores. Cálculos superiores a 10 mm devem ser encaminhados para urologia considerar procedimento de desobstrução:
- Alfabloqueadores: tansulosina 0,4 mg/dia por 4 semanas ou doxazosina de 2 a 4 mg/dia por 4 semanas.

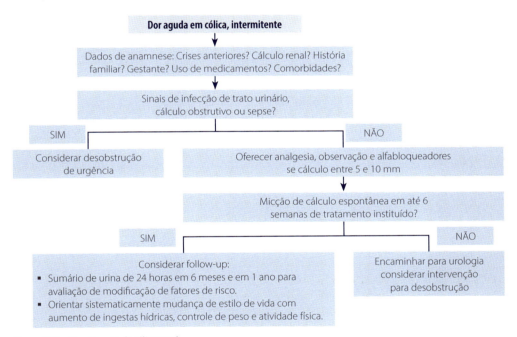

Figura 42.1 – Atendimento de cólica renal.
Fonte: Autoria própria.

Bibliografia
- Alagiri M, Polepalle SK. Dietl's crisis: an under-recognized clinical entity in the pediatric population. Int. braz j urol. vol.32 no.4 Rio de Janeiro July/Aug. 2006.
- Curhan GC, Aronson MD, Preminger GM. Diagnosis and acute management of suspected nephrolithiasis in adults. 2019 UpToDate.
- Ganem F, Cardoso LF. Manual de Emergências Clínicas. 1 ed. Atheneu. Rio de Janeiro, 2018.
- Loughlin KR, Qaseem A, Ehrlich A. Nephrolithiasis in adults. 2019 DynaMed.
- Turney BW, Reynard JM, Noble JG, Keoghane SR. Trends in urological stone disease. BJU Int 2012 Apr;109(7):1082.

SEÇÃO 9

PROBLEMAS GINECOLÓGICOS

Coordenadoras

Filomena Mariko Amaro Takiguti
Patrícia Roberta Berithe Pedrosa de Oliveira

43 | Trabalho de Parto

Bruno Cesar Eloi de Freitas
Filomena Mariko Amaro Takiguti
Patrícia Roberta Berithe Pedrosa de Oliveira

Considerações gerais

O trabalho de parto estabelecido é definido pela presença de contrações uterinas de 20-60 segundos 2 a 3 vezes a cada 10 minutos, com ritmo e frequência regulares, progressivamente mais intensas. São acompanhadas de modificações cervicais caracterizadas por apagamento e pela dilatação cervical progressiva acima dos 4 cm.

Quadro clínico

- Trabalho de parto prematuro: trabalho de parto iniciado entre 20 e 37 semanas.
- Contrações de Braxton Hicks: também chamadas de contrações de treinamento percebidas habitualmente a partir do terceiro trimestre de gravidez. São indolores e irregulares, não sinalizando trabalho de parto. Melhoram com repouso, mudança de posição, hidratação ou micção. pela ausência de ritmo e regularidade.
- Falso trabalho de parto: contrações uterinas rítmicas e regulares. Há sensação de desconforto, mas não há progressão na intensidade, duração e na dilatação do colo uterino. Evoluem bem apenas com o repouso, principalmente se a causa base é identificada e tratada.

Diagnóstico diferencial

Nas fases mais iniciais do trabalho de parto, nem sempre é possível fazer o diagnóstico diferencial entre verdadeiro e falso trabalho de parto em uma avaliação isolada. Nesses casos, reavaliar a gestante 1 a 2 horas após o primeiro exame.

Sinais inespecíficos

- Perda do tampão mucoso: é consequência do apagamento do colo uterino. Pode preceder o parto em alguns dias e não representa um parâmetro de diagnóstico preciso de início do trabalho de parto.
- Rotura das membranas: ocorre comumente durante o trabalho de parto, antecedendo em até vários dias o evento em 12% a 20% dos casos.

Manejo inicial

Anamnese

- Antecedentes mórbidos;
- Antecedentes obstétricos (complicações em partos de gestações anteriores);
- DUM;
- Informações sobre a movimentação fetal (sofrimento fetal);
- Dados e evolução da gestação atual (cartão da gestante).

Exame físico

- Sinais vitais (pressão arterial, pulso e temperatura);
- Avaliação das mucosas (anemia);
- Presença de edema e/ou varizes em MMII;
- Ausculta cardíaca e pulmonar.

Exame obstétrico

- BCF (antes, durante e após a contração uterina);
- Altura uterina;
- Palpação obstétrica (determinação da situação, posição, apresentação e insinuação);
- Dinâmica uterina.

Exame especular

- Mandatório se sangramento vaginal ou suspeita de amniorrexe prematura, precedendo a decisão pela realização do toque. Se amniorrexe prematura, não tocar, a não ser que a paciente esteja em trabalho de parto franco ou houver intenção de resolução da gestação.

Toque vaginal

- Avaliação do colo e confirmação do diagnóstico de trabalho de parto;
- Toques vaginais subsequentes podem ser postergados até a fase ativa do trabalho de parto.

> **ATENÇÃO** Realizar com cautela e de maneira controlada se suspeita/confirmação de amniorrexe prematura ou sangramento vaginal (placenta prévia).

Critérios de transferência

Encaminhar para maternidade na presença de:

- Contrações persistentes e/ou houver modificação cervical;
- Qualquer rotura de membranas.

Trabalho de Parto

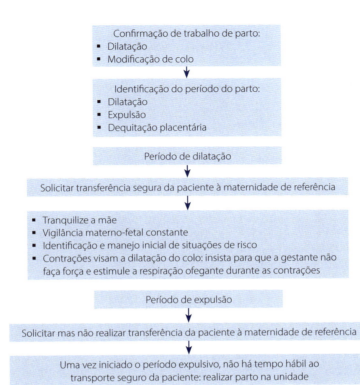

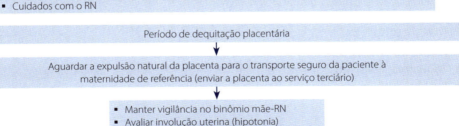

Figura 43.1 – Manejo do trabalho de parto.
Fonte: Autoria própria.

Bibliografia

- Brasil. Ministério da Saúde. Diretrizes nacionais de assistência ao parto normal. Brasília. 2017. Disponível em: http://bvsms.saude.gov.br/bvs/publicacoes/diretrizes_nacionais_assistencia_parto_normal.pdf
- Brasil. Ministério da Saúde. Secretaria de Ciência, Tecnologia e Insumos Estratégicos. Departamento de Gestão e Incorporação de Tecnologias em Saúde. Diretrizes Nacionais de Assistência ao Parto Normal. 2017.
- Brasil. Ministério da Saúde. Secretaria de Políticos de Saúde. Área Técnica de Saúde da Mulher. Parto, aborto e puerpério: assistência humanizada à mulher. 2001.
- Calife, Karina; Lago, Tania; Lavras, Carmen. Atenção à gestante e à puérpera no SUS – SP: manual técnico do pré-natal e puerpério. 2010.
- SIATE. Emergências Obstétricas e Trauma na Gestante: Manual do Atendimento Pré-Hospitalar.

44 | Sangramento Uterino

Ana Beatriz Ulrich de Oliveira e Castro
Filomena Mariko Amaro Takiguti
Patrícia Roberta Berithe Pedrosa de Oliveira

Considerações gerais

Definição

O sangramento uterino anormal é definido como o sangramento proveniente do corpo uterino, com anormalidade, seja na sua regularidade, no volume, na frequência ou duração.

Trata-se de um problema ginecológico comum, ocorrendo em aproximadamente 10% a 35% das mulheres. Cerca de 5% das mulheres entre as idades de 30 e 49 anos consultam um clínico para avaliação da menorragia. A anemia por deficiência de ferro se desenvolve em 21% a 67% dos casos.

A anemia secundária ao sangramento uterino prolongado pode interferir nas atividades diárias. Nos casos de sangramento intenso e agudo, as mulheres podem necessitar de tratamento de urgência, com reposição volumétrica e substâncias hemostáticas.

Quadro clínico

População sob risco: mulheres em geral, em idade fértil ou não.

Sinais e sintomas
- Hipermenorreia;
- Metrorragia;
- Dor pélvica;
- Fraqueza;
- Astenia;
- Taquicardia;
- Síncope.

Sinais de alerta
- Letargia;
- Taquipneia;

- Pele fria e pegajosa;
- Pulsos fracos e filiformes;
- Diminuição do débito urinário.

Diagnósticos diferenciais

Segundo a FIGO (2011) o sangramento uterino anormal em mulheres não grávidas na menacme pode ser classificada de acordo com a nova nomenclatura denominada PALM-COEIN, o qual separa em causas estruturais e não estruturais. Em adolescentes, na grande maioria das vezes, as causas são não estruturais.

Causas estruturais
- Pólipos;
- Adenomiose;
- Leiomioma;
- Malignidade/hiperplasia de endométrio.

Causas não estruturais
- Coagulopatia;
- Disfunção ovulatória;
- Disfunção endometrial;
- Iatrogenias;
- Não especificados.

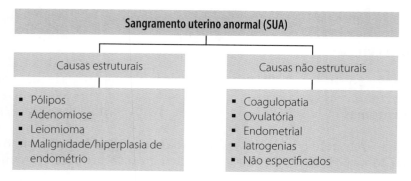

Figura 34.1 – Causas de sangramento uterino anormal.
Fonte: Munro MG, Critchley HO, Fraser IS; FIGO Menstrual Disorders Working Group. The FIGO classification of causes of abnormal uterine bleeding in the reproductive years. Fertil Steril. 2011; 95(7):2204-8.

Manejo inicial – avaliação

A avaliação laboratorial está indicada nos casos de:
- Ausência de menarca após os 15 anos de idade ou 3 anos após a telarca;

- Ciclos menstruais > 90 dias;
- Ciclos menstruais > 60 dias após 2 anos da menarca;
- Ciclos menstruais > 45 dias após 3 anos da menarca;
- Ciclos menstruais > 40 dias após 6 anos da menarca;
- Ciclos menstruais < 21 dias;
- Sangramento intenso (> 7 dias, > 7 absorventes/dia ou troca de absorvente higiênico < 2 horas).

Exames iniciais da avaliação

- Se **amenorreia primária**: TSH, PRL, FSH, ecografia pélvica;
- Se **amenorreia secundária**: BHCG, TSH, PRL, FSH, teste da progesterona (medroxiprogesterona 10 mg via oral por 10 dias);
- Se **sangramento intenso**: hemograma, plaquetas, ferritina, TSH, ecografia pélvica;
- Se **hiperandrogenismo e sangramento irregular**: testosterona total, androstenediona, 17-OHP, SDHEA, PRL, TSH, ecografia pélvica.

Manejo inicial do sangramento vaginal intenso

Na apresentação inicial, os passos mais importantes na avaliação de uma mulher com sangramento vaginal intenso são avaliar a estabilidade hemodinâmica e realizar teste de gravidez.

- Avaliar a estabilidade hemodinâmica – os sinais vitais são o primeiro passo na avaliação de mulheres que apresentam sangramento vaginal intenso ou prolongado. Em mulheres que não são estáveis, medidas de suporte imediatas (por exemplo, reanimação hídrica, transfusão de sangue) devem ser iniciadas e testes para anemia e uma avaliação rápida para a fonte de sangramento são realizadas. Em mulheres que são estáveis, uma avaliação mais detalhada pode prosseguir.
- Avaliar para anemia e coagulopatia – por meio da coleta de hemograma. Hemorragia espontânea pode ser a etiologia do sangramento ou pode ser secundária a outros fatores associados ao sangramento. Os exames laboratoriais podem ser adiados até que a história e o exame físico sejam realizados em pacientes hemodinamicamente estáveis.
- Confirmar a fonte uterina e avaliar o volume da hemorragia – a confirmação do útero como fonte de hemorragia pode ser feita por meio da história e do exame físico.
- Anamnese – uma história de eventos precipitantes (por exemplo, trauma, cirurgia, gravidez recente) e episódios prévios de sangramento do trato genital ou de outros locais devem ser investigados. As mulheres também são perguntadas sobre patologia uterina (por exemplo, miomas) e medicamentos ou história familiar que sugerem uma diátese hemorrágica.

Critérios de transferência

- Instabilidade hemodinâmica: letargia, hipotensão, taquicardia.

CAPÍTULO 44

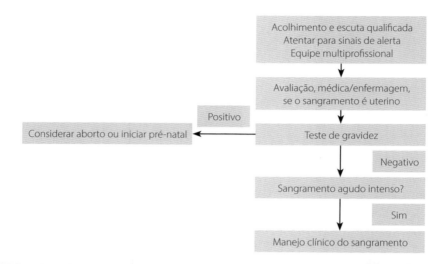

Tabela 44.1
Principais fármacos no manejo do sangramento uterino agudo intenso

Estradiol ou estrogênio conjugado:
- Estradiol, 1 mg, 4 a 8 comprimidos por dia, que pode ser tomado em dosagem única diária ou fracionados.
- Estrogênio conjugado 0,625 mg, 4 a 8 cápsulas por dia, que pode ser tomado em dosagem única diária ou fracionados.

Contraindicações: doença ativa ou histórico de doença tromboembólica arterial ou tromboembolismo venoso, disfunção ou doença hepática ativa ou crônica, distúrbios trombofílicos conhecidos.

Anticoncepcional oral combinado (30 a 50 µg de etinilestradiol):
- 1 comprimido, de 6/6 horas, até cessar o sangramento. A partir de então, 1 por dia.

Contraindicações: história de trombose arterial ou venosa, migrânea com aura, diabetes *mellitus* com alterações vasculares, doença hepática grave.

AINE:
- 600 mg de ibuprofeno ou 50 mg de diclofenaco, de 8/8 horas, por 4 dias, a partir do primeiro dia da menstruação.

Contraindicações: história de úlcera péptica ativa, uso concomitante de anticoagulantes, distúrbios da coagulação, doença renal.

Ácido tranexâmico:
- 500 mg, de 8/8 horas, até cessar o sangramento. Máximo de 7 dias.

Contraindicações: coagulação intravascular ativa, vasculopatia oclusiva aguda e em pacientes com hipersensibilidade aos componentes da fórmula.

Fonte: Autoria própria.

Bibliografia

- Brasil. Ministério da Saúde. Protocolos da Atenção Básica: Saúde das Mulheres/Ministério da Saúde, Instituto Sírio-Libanês de Ensino e Pesquisa – Brasília: Ministério da Saúde, 2016. 230 p.: il.
- Gusso G, Lopes JMC. Tratado de Medicina de Família e Comunidade: princípios, formação e prática. Porto Alegre: Artmed; 2017.
- Liliane Diefenthaeler Herter. Sangramento Uterino Anormal (Febrasgo/2017). Disponível em: https://www.febrasgo.org.br/pt/noticias/item/256-sangramento-uterino-anormal visualizado em 19/04/2019.
- Simon, Everitt, van Dorp. Manual de Clínica Geral de Oxford. 3º edição, 2013.
- Walch R, Cardoso LF, Valladão Júnior JBR. Medicina de Família e Comunidade: Fundamentos e Práticas. Hospital Sírio-Libanês (HSL). 1.ed. Rio de Janeiro: Atheneu, 2018. v. 1. 626p.

SEÇÃO 10

PROBLEMAS MUSCULOESQUELÉTICOS

Coordenadores

Aline de Souza Oliveira
Luciano Nader Araújo

45 | Lombalgia

Aline de Souza Oliveira
Luciano Nader Araújo
José Benedito Ramos Valladão Júnior

Considerações gerais

Além de ser uma das principais queixas agudas de procura por atendimento, a lombalgia é a responsável pela maior causa de anos vividos com incapacidade no mundo.

A lombalgia aguda é assim definida quando ocorre em um curso de até 3 meses, após este período se configura quadro de lombalgia crônica.

Quadro clínico

Etiologia
- Mecânica (> 90% dos casos): em mais de 70% das vezes em decorrência de distúrbio muscular.
- Não mecânicas (até 1% dos casos): distúrbios de maior gravidade (neoplasias, artrites, infecções da coluna vertebral), especialmente em situações de lombalgia crônica.

Fatores de risco
- Obesidade;
- Sedentarismo/longos períodos de imobilidade;
- Esforço ocupacional excessivo;
- Postura inadequada;
- Dor lombar prévia;
- Estresse e comorbidades psiquiátricas;
- Doenças reumatológicas.

Sinais e sintomas
- Dor em região lombar;
- Dor pior ao movimento e esforços;
- Dor irradiada para membros inferiores;
- Parestesias em membros inferiores;
- Espasmos musculares;
- Diminuição de amplitude de movimento do tronco.

Sinais de alerta

Na atenção primária, a presença de apenas um dos seguintes *red flags* aponta a necessidade de realização de exames complementares:

- Idade > 64 anos;
- Uso crônico de corticoide;
- Trauma severo;
- História de câncer;
- Presença de contusão ou ferimento local.

Além disso, sinais de síndrome da cauda equina são de especial atenção por seu risco iminente de vida:

- Déficit neurológico rapidamente progressivo;
- Anestesia em sela;
- Disfunção esfincteriana.

Diagnósticos diferenciais

Exame físico

- Exame do aparelho osteomuscular: inspeção, palpação, testes de Schober, Beatty, FABER, FAIR, PACE.
- Exame neurológico: avaliação sensitiva, motora, de força, reflexos, Lasègue.
- Observar alterações sistêmicas que sugiram outros diagnósticos ou maior gravidade.

Exames complementares

- A avaliação da lombalgia gera excesso de exames e intervenções desnecessárias aos pacientes de uma população geral, que possuem uma probabilidade pré-teste muito baixa de alguma condição mais grave.
- A avaliação de anamnese e exame físico adequados permitirá o diagnóstico da quase totalidade dos casos sem a necessidade de realização de exames complementares.
- **Não** são recomendados exames de imagem de rotina na avaliação inicial da lombalgia.
- Critérios para indicar exames de imagem: alterações neurológicas, sinais sistêmicos ou de alarme, avaliação de indicação cirúrgica.

Diagnósticos diferenciais

- Radiculopatia/ciatalgia;
- Estenose da coluna vertebral;
- Abscesso, osteomielite, discite;
- Espondilite anquilosante;
- Síndrome da cauda equina;
- Fratura da coluna vertebral;
- Neoplasia da coluna vertebral;
- Aneurisma de aorta abdominal;
- Pielonefrite/nefrolitíase.

Manejo inicial

O manejo dos pacientes com crise aguda de dor lombar deve ressaltar os seguintes aspectos:

- Ausência da necessidade de quaisquer exames adicionais na grande maioria dos casos.
- Descartar sinais de alerta e critérios de transferência para tratamento hospitalar.
- Terapia medicamentosa abortiva:
  - Analgésicos: são as medicações com evidência de benefício no controle da dor aguda com os menores riscos.
  - Anti-inflamatórios: são considerados em muitos estudos como os mais eficazes no controle da dor aguda, porém deve se considerar o uso com parcimônia em idosos portadores de comorbidades devido aos potenciais efeitos colaterais.
  - Opioides: são indicados de modo imediato nas dores incapacitantes ou nos casos de dor que não responderam a administração inicial das demais classes de medicações.
- Reforçar que mesmo após a recuperação do quadro agudo, a recorrência dos sintomas faz parte da história natural da lombalgia.
- Orientar métodos seguros para prevenção e o controle domiciliar dos sintomas: manter-se ativo, melhorar postura, alongamento, exercícios de força, equilíbrio e mobilidade, calor local, massagem, práticas corporais.

Tabela 45.1
Principais medicações na dor lombar aguda

Analgésicos
- Dipirona: 1 g a 2 g (via oral ou endovenosa);
- Paracetamol: 500 a 1.000 mg (via oral).

Anti-inflamatórios
- Ibuprofeno: 300 a 600 mg (via oral), máximo de 2.400 mg/dia;
- Celecoxibe: 100-200 mg (via oral);
- Naproxeno: 250-500 mg (via oral), máximo de 1.250 mg/dia;
- Piroxicam: 10-20 mg (via oral);
- Cetoprofeno: 100 mg (via endovenosa em 100 mL de SF 0,9%);
- Tenoxicam: 40 mg (via endovenosa).

Opioides
- Tramadol: 100 mg (via endovenosa em 100 mL de SF 0,9%), máximo 400 mg/d;
- Morfina: 10 mg diluído em 10 mL, aplicar 1 a 2 mL por dose (via endovenosa), máximo de 10 mL.

Fonte: Autoria própria.

Critérios de transferência

- Dor muito intensa, refratária às medidas analgésicas ambulatoriais;
- Déficit neurológico rapidamente progressivo;
- Anestesia em sela;
- Disfunção esfincteriana.

Enquanto realiza a transferência
- Manter analgesia disponível para conforto do paciente.

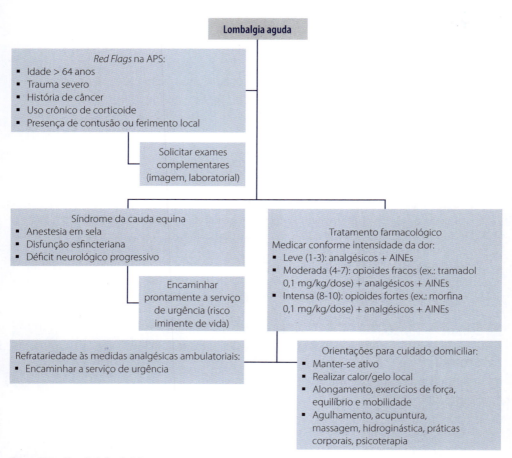

Figura 45.1 – Manejo da lombalgia.
Fonte: Autoria própria.

Bibliografia

- Chou R; Qaseem A; Owens DK; Shekelle P. Diagnostic Imaging for Low Back Pain: Advice for High-Value Health Care From the American College of Physicians. Ann Intern Med. 2011;154:181-189.
- Downie A, Williams CM, Henschke N, Hancock MJ, Ostelo R, De Vet HCW, et al. Red flags to screen for malignancy and fracture in patients with low back pain: systematic review. BMJ 2013; 347: f7095. doi: 10.1136/bmj.f7095.
- Jarvik JG, Gold LS, Comstock BA, Heagerty PJ, Rundell SD, Turner JA, et al. Association of Early Imaging for Back Pain With Clinical Outcomes in Older Adults. JAMA. 2015;313(11):1143-1153.
- Valladao JBR, Gusso G, Olmos RD. Manual do Residente de Medicina de Família e Comunidade. Atheneu, 2017.

46 | Dor Miofascial

Rosiane Aparecida Turim Gomes Pinho
Luciano Nader Araújo
Aline de Souza Oliveira

Considerações gerais

Dor é a razão mais comum pela qual as pessoas procuram atendimento em saúde, e a dor miofascial está entre as causas álgicas mais frequentes. Saber reconhecê-la é fundamental para o manejo adequado de queixas dolorosas agudas.

Quadro clínico

Fatores de risco
- Sedentarismo/longos períodos de imobilidade;
- Postura inadequada;
- Assimetria de membros;
- Anormalidades nutricionais (deficiências vitamínicas ou dietas inadequadas);
- Hipotireoidismo;
- Doenças reumatológicas.

Sinais e sintomas
- Dor difusa ou regional em um músculo ou grupo de músculos;
- Banda muscular tensa palpável contendo pontos de gatilho (nódulos discretos, endurecidos e dolorosos, com alta sensibilidade e dor referida à pressão digital);
- Limitação da amplitude de movimento;
- Referência de dor à distância, às vezes com parestesia (sem padrão neuropático);
- Reprodução das queixas ou alterações das sensações durante a compressão do ponto miálgico;
- Ausência de padrão de dor radicular ou neuropática.

Sinais de alerta (considerar diagnósticos diferenciais)
- Sintomas sistêmicos associados – ex.: febre, perda de peso, alterações genitourinárias ou gastrintestinais;
- Déficit neurológico;

- Dor dilacerante/incapacitante;
- Trauma;
- Sinais flogísticos locais.

Diagnósticos diferenciais

- O diagnóstico é essencialmente clínico, baseado na presença dos sintomas típicos, mais exame físico com identificação de pontos-gatilho, mais alívio ou cessação da dor após tratamento específico (agulhamento seco ou infiltração com anestésicos locais).
- Investigar sempre a presença de comorbidades, medicações em uso e sinais de alerta.

Exame físico

- Observar padrão da marcha, ocorrência de posturas anormais (cifose, escoliose), assimetrias de membros.
- Palpação cuidadosa dos músculos responsáveis pela dor ou limitação do movimento, atentando-se à identificação de pontos-gatilho (a palpação deve ser perpendicular à direção das fibras musculares).
- Pontos-gatilho ativos são frequentemente identificados nos músculos posturais da região cervical, na cintura escapular e na cintura pélvica, no trapézio superior, no escaleno, no esternocleidomastoideo, no elevador da escápula, no quadrado lombar e na musculatura mastigatória.

Exames complementares

- Exames laboratoriais e de imagem classicamente são normais em pacientes com síndrome dolorosa miofascial;
- Solicitar apenas em caso de dúvida diagnóstica – de acordo com a suspeita clínica.

Diagnósticos diferenciais

- Tendinopatias e bursites;
- Miopatias e distrofias musculares;
- Fibromialgia;
- Artropatias;
- Radiculopatia;
- Afecções metabólicas (ex.: anemia).

Manejo inicial

- Desativação de pontos-gatilho: é o alicerce da terapêutica da dor miofascial. É desejável que na identificação de quadro de dor miofascial sempre se realize alguma técnica de desativação dos pontos-gatilho:
  - Agulhamento dos pontos-gatilho (a seco ou com anestésicos locais): capaz de causar analgesia imediata em cerca de 87% dos casos (desde que a dor miofascial seja a única causa álgica envolvida). Se optado pelo uso de anestésicos, usar procaína 0,5% ou lidocaína 1% sem vasoconstritor.

- Compressão isquêmica simples do ponto gatilho: compressão progressiva por cerca de 20-60 segundos seguida por alongamento.
- Manipulação miofascial: utilização de técnicas específicas.
- Aplicação de spray congelante: deve ser prontamente seguida por alongamento.
- Anti-inflamatórios não esteroidais (AINEs): são eficazes no controle da dor aguda, recomenda-se utilizar nas crises de agudização ou para controle da dor após procedimentos de agulhamento e/ou infiltração dos pontos-gatilho.
- Analgésicos: contribuem no controle da dor e podem ser associados ao AINEs.
- Relaxantes musculares de ação central: não há evidência suficiente para o seu uso rotineiro, porém podem ser utilizados de maneira adjuvante, proporcionando algum decréscimo de dor e melhora da mobilidade e do bem estar (efeito sedativo pode gerar melhoria do sono, estresse e tensão psíquica). Dentre os fármacos mais utilizados, estão: ciclobenzaprina 20-30 mg/dia, tizanidina 8 mg/dia.
- Opioides: em geral, **não** são indicados no tratamento da dor miofascial.

IMPORTANTE Sempre abordar fatores de risco para prevenir a recorrência dos sintomas.

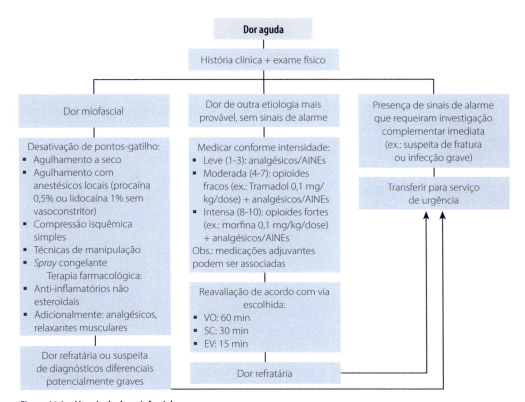

Figura 46.1 – Manejo da dor miofascial.
Fonte: Autoria própria.

Critérios de transferência

- Dor muito intensa, refratária às medidas analgésicas ambulatoriais;
- Necessidade de investigação complementar de urgência em suspeita de diagnóstico diferencial potencialmente grave.

Enquanto realiza a transferência

- Manter analgesia disponível para conforto do paciente.

Bibliografia

- Desai MJ, Saini V, Saini S. Myofascial Pain Syndrome: A Treatment Review. Pain Ther (2013) 2:21-36
- Fishman SM, Ballantyne JC, Rathmell JP. Bonica's Management of Pain. 4ª ed. Philadelphia, USA: 2010.
- Gerwin R, Ferguson LW. Tratamento clínico da dor miofascial. Porto Alegre: Artmed, 2007.
- Gusso G, Lopes JMC. Tratado de Medicina de Família e Comunidade: princípios, formação e prática. 2ª ed. Porto Alegre: Artmed; 2018.
- Neto AO et al. Dor: Princípios e Prática. Porto Alegre: Artmed, 2009.
- Valladao JBR, Gusso G, Olmos RD. Manual do Residente de Medicina de Família e Comunidade. Atheneu, 2017.

Índice Remissivo

A

Abdômen agudo
  na criança, 203
  no adulto, 197
Acidente vascular cerebral, 137
Ácido tranexâmico, 228
Adrenalina, 21
Agentes fibrinolíticos, 57
Agitação psicomotora, 167
AINE, 228
Alimentação, 188
Amenorreia, 227
Anafilaxia, 19, 23
Angioplastia primária, 57
Anti-histamínicos, 26
Antibiótico, 189
Anticoncepcional oral combinado, 228
Anticonvulsivantes, 143
Arritmias
  agudas na criança, 75
  tipos de, 75
Asma, 109, 113
Avaliação primária (ABCDE)
  na criança, 34
  no adulto, 30

B

b_2-agonista de curta duração, 110, 121

Bradiarritmia(s), 75, 76
  no adulto, 71
  por bloqueio AV, 76
  por parada do nó, 76
  sinusal, 75
Broncodilatadores inalatórios, 21
Broncospasmo, 21

C

Cefaleia, 155
Cetoacidose diabética, 83, 84
Chlamydophilia pneumoniae, 123
Circulação, 30, 35
Cistite, 211
Cólica renal, 215
Colonoscopia, 188
Contrações de Braxton-Hicks, 221
Controle de hemorragias, 30, 35
Convulsão febril, 151
Corticoide, 111, 121
Corticosteroides, 21, 26
Crise
  convulsiva
    na criança, 145
    no adulto, 141
  hipertensiva, 43
Crupe, 104

D

Delirium, 177
Diarreia aguda, 187, 191
Diazepam, 143
Dispepsia, 183
Dor
  abdominal, 197
    aguda, 203
  miofascial, 235
  torácica, 51

E

Edema agudo de pulmão, 47
Emergência hipertensiva, 43
Epinefrina, 25
Estado
  confusional agudo, 177
  hiperosmolar hiperglicêmico, 83, 84
Estradiol, 228
Estrogênio conjugado, 228
Exacerbação
  de asma
    na criança, 113
    no adulto, 109
  de DPOC, 119

F

Falso trabalho de parto, 221
Fenitoína, 143
Fenobarbital 2, 143
Formoterol, 111

G

Gastrenterite aguda
  na criança, 191
  no adulto, 187
Glucagon, 21
Gripe, 103

H

Hiperglicemias
  na criança, 87
  no adulto, 83
Hipertensão grave descontrolada, 43
Hipoglicemia
  na criança, 95
  no adulto, 91
Hipotensão postural, 62

I

Infarto agudo do miocárdio com supradesnivelamento de ST, 55
Infecção(ões)
  das vias aéreas superiores na emergência, 103
  do trato urinário, 209
    complicada sem critérios de internação, 211
    complicada/hospitalização, 212
Inibidores
  reversíveis de MAO-A, 173
  seletivos da recaptação de serotonina, 173

L

Labirintites infecciosas, 162
Lactoferrina, 188
Laringotraqueíte aguda, 104
Legionella pneumophila, 123
Lítio, 173
Lombalgia, 231

M

Manobras de suporte
  avançado de vida
    na criança, 9
    no adulto, 4

básico de vida
  na criança, 8
  no adulto, 3
Medicamentos contra a diarreia, 189
Método de avaliação de confusão (CAM), 178
Mycoplasma pneumoniae, 123

N

Nasofaringite aguda, 103
Neuronite vestibular, 162

O

Oxigenoterapia, 110, 121

P

Parada cardiorrespiratória
  na criança, 7
  no adulto, 3
Perda transitória de consciência, 62
  não síncope, 62
Pielonefrite, 211
Pneumonia
  em pacientes muito idosos, 124
  na criança, 129
  no adulto, 123
Pressão arterial marcadamente elevada, 43
Probiótico, 189
Problemas
  cardiológicos, 41
  endocrinológicos, 81
  gastrintestinais, 181
  ginecológicos, 219
  musculoesqueléticos, 229
  neurológicos, 135
  psiquiátricos, 165
  respiratórios, 101
  urológicos, 207
Pseudocrise hipertensiva, 43

R

Radiografia de tórax, 132
Reação anafilática
  na criança, 23
  no adulto, 19
Reidratação, 188
Resfriado comum, 103, 105
Respiração, 30, 35

S

Sangramento uterino, 225
  intenso, 227
Sepse
  na criança, 15
  no adulto, 11
Síncope, 61
  verdadeira, 62
Síndrome
  de Ménière, 162
  gripal, 105
  respiratória aguda grave, 104, 105
Sintomas relacionados à crise
hipertensiva, 43
Streptococcus pneumoniae, 123
Suicídio, 171
Suspeita de acidente vascular cerebral, 137

T

Taquiarritmia(s), 77
  no adulto, 65
  sinusal, 76
  ventricular, 76
Taquicardia
  sinusal, 77
  supraventricular, 77
  ventricular, 77
Tentativa de suicídio, 171
Tontura, 159

Trabalho de parto, 221
  prematuro, 221
Trauma
  na criança, 33
  no adulto, 29
Trombólise, 57, 58

V

Vertigem, 159
  posicional paroxística benigna, 162
Vias aéreas, 30, 34

Este livro foi impresso nas oficinas gráficas da Editora Vozes Ltda.,
Rua Frei Luís, 100 – Petrópolis, RJ.